高血圧の9割は「食べ物」と「運動」だけで下がる

石原結實

健康人新書
廣済堂出版

高血圧の９割は「食べ物」と「運動」だけで下がる／目次

１章　血圧を下げるクスリと減塩の真実

4章 自律神経をリラックスさせれば血圧は下がる

終章　石原式で血圧が下がった！ 患者さんの喜びの声とDr.石原の個別アドバイス

制作スタッフ
編集協力／大西華子
イラスト／宮下やすこ
校正／長田あき子
ＤＴＰ／三協美術
編集／江波戸裕子（廣済堂出版）

1章

血圧を下げるクスリと減塩の真実

「高血圧はクスリで解決」と思っていませんか？

「血圧が高くなってきた……。でも病院でクスリをもらって飲めば大丈夫！」でよいのだろうか？

高血圧はさまざまな重篤な病気を呼ぶ。

その中でも、人々が恐れるのが脳卒中《のうそっちゅう》だ。脳卒中には、「脳出血」「脳梗塞《こうそく》」「膜下出血《まくかしゅっけつ》」などがある。

１９５０（昭和25）年頃の日本人の脳卒中は95％が「脳出血」であった。が、その後、肉、卵、牛乳、バター、マヨネーズに代表される高脂肪食（欧米食）の摂取が多くなり、欧米型の脳卒中である「脳梗塞（血栓《けっせん》などによる）」が増加していった。

そして、１９７４（昭和49）年にほぼ同数となり、ここ数年では、脳出血＝約18％、脳梗塞＝75％と、断然、脳梗塞が多くを占めている。

高血圧の専門医は、「塩分の摂取制限と降圧剤《こうあつざい》（血圧を下げるクスリ）が脳出血を減らした」と言うかもしれないが、**「食生活の欧米化が、脳出血を減らし、脳梗塞を**

増加させた」が真相である。

戦前、戦中、戦後1960（昭和35）年頃までの日本の大部分の人たちの食生活は、米・イモ・少々の魚くらいがふつうで、低栄養状態にあった。

そのため血管壁を構成するタンパク質が不足していたので、血管壁が脆弱《ぜいじゃく》で、血圧が上昇すると破綻《はたん》し出血を起こしやすかった。これが脳出血である。

よって、脳出血が減った最大の要因は、食生活の欧米化にある。

しかし、それによって脳梗塞が増加してきた。まさに「痛しかゆし」だ。

専門医は「脳梗塞を予防するために、クスリで血圧を下げる必要がある」と異口同音《いくどうおん》に主張するが、降圧剤による副作用で脳梗塞がしばしば発症することもあるのだ。

だから、クスリによる「脳出血」の予防効果は十分に認められても「脳梗塞」に対しては「?」がつく。

脳の血管に血栓が詰まると（脳梗塞）、それをなんとか押し出そうとして、血圧が上昇する。また脳梗塞により、手足がしびれ、言語障害が発生し、救急車を呼ぶ状態となると、気持ちが動転して交感神経が緊張して血圧が上がる。

よって脳梗塞患者が運ばれた病院で、血圧測定がなされると血圧が上昇しているのである。そのことにより、「高血圧のせいで脳梗塞が起きた」と、判断されることも多い。

しかし、120㎜Hg／80㎜Hgという正常血圧でも、脳出血、脳梗塞が発症することも少なくない。だから、「降圧剤を服用して、血圧を下げれば解決」というものではない。しかも、降圧剤には49ページに示したような副作用が発症することもある。

脳出血、脳梗塞、大動脈瘤破裂《だいどうみゃくりゅうはれつ》など「高血圧」によって起こる病気も、「クスリで血圧さえ下げればそれで十分」というものではない。

「高血圧」が起こる本当の原因は、漢方で言う「血液の汚れ」だ。これを取り去らなければ高血圧、それにより起こる血管循環疾患の本当の解決にはならない。

血液の汚れを取る方法については次章以降で述べる。

血圧が上がった理由はガンだった

「血圧」は、糖、脂肪、タンパク質、ビタミン、ミネラルなどの栄養素、酸素、水分、種々のホルモン、白血球や免疫物質等々、全身60兆個の細胞の働きの原動力となる血液の成分を、心臓が押し出す力である。

よって、動脈硬化やストレス等々で血管が細くなり、血流が悪くなると、これまでと同量の血液を全身に送り届けるべく、心臓は力を入れる。それが高血圧である。

全身の細胞、組織、臓器・器官は、血液が運んでくる栄養素で生活し、それぞれ特有の働きを営んでいる。だから、そうした臓器・器官に何らかの病変が発生すると、それを治癒すべく、さらに多くの血液が必要となってくる。その結果、血圧が上昇することもある。

腎臓病では、腎臓から血圧を上げる物質の「レニン」が産生分泌されることがあるのも、その一例である。

私の患者さんで、ある有名企業のオーナー会長夫人は、もともと「低血圧」であったが、あるときより突然血圧が上昇し、180～200／100～110㎜Hgとなった。3～4種類の降圧剤を服用しても、ほとんど下がらない。「おかしい」と思い、友人の病院でPET《ペット》検査（陽電子放射断層撮影）をしてもらったら、すい臓にガンが見つかった。すい頭部ガンだったので、首尾よく手術ができて、その後すぐに血圧が正常化した。

「すい臓ガン」を治そうとする体の本能が、多くの血液をすい臓に送ろうとした結果の高血圧だったのであろう。

このように「血圧が上昇するのにも何か理由がある」と考えれば以下の調査・研究の結果にもうなずける。

クスリを飲んでいる人のほうが、自立度が低い！

1980年に実施された厚生省（現・厚生労働省）「循環器疾患基礎調査」対象者

1万人（無作為に抽出された30歳以上の男女）に対して、その後、14年間に及ぶ追跡調査が行われた。

14年後、「脳卒中や心筋梗塞、骨折その他の理由により人の助けを借りなければ自分の身の周りのことができない人」と、「ずっと健康であったか、あるいは病気にかかったが自立できないほどの後遺症は残っていない人」について調べられた。

すると上の血圧が119～180㎜Hg、下の血圧が69～110㎜Hgのいずれの血圧の人も「降圧剤を飲んでいる人のほうが、飲んでいない人より自立度が低い」ことがわかった。

また、降圧剤を飲むことで、上の血圧が120～140㎜Hg未満の「正常血圧」を保っていた人は、降圧剤を飲まずに160～179㎜Hgある人より、自立度が低かったという結果が出た。

さらに、65～85歳の上の血圧が160㎜Hgを超える4418人に降圧剤を投与し、A群とB群の2つのグループに無作為に分けて2年間経過観察したという次のような研究もある。

・A群……クスリで140㎜Hg未満に血圧を下げる群（2212人）
・B群……クスリで140〜150㎜Hgに血圧を下げる群（2206人）

	脳梗塞の発症	脳梗塞による死亡	総死亡数
A群	36人	2人	33人
B群	30人	0人	24人

〈無作為化対象比較試験／JATOS〉
※総死亡数＝ガン、心臓病等々すべての原因による死亡数

ゆるやかに血圧を下げたB群のほうが死亡数が少ないことがわかる。

ほとんどすべての降圧剤の副作用として「脳梗塞」があげられているが、血圧低下↓脳の血流減少↓血栓の形成が起こるのであろう。

その他、血圧の下げすぎ↓心筋へ血液を送る冠動脈の血流減少↓狭心症、心筋梗塞、

血圧の下げすぎ➡腎血流の低下➡腎機能障害という報告もある。

こうした「病気」にまで発展しなくても、降圧剤による血圧の低下で、めまい、立ちくらみ、ふらつき、転倒（脳血流不全）、胸痛、動悸《どうき》（冠血流不全）が起こったら、血圧が下がりすぎたサインであるので、すぐ主治医に相談すべきである。

欧米での複数の比較試験（高血圧の人を2群に分け、片方には降圧剤を投与し、他方には、偽薬を投与して行う）でも、

上＝１４０〜１５９㎜Hg　下＝90〜99㎜Hg

の人たちに降圧剤を処方しても「死亡率の低下なし」というのが結論のようだ。

ただし、下の血圧＝１１５〜１２９㎜Hgの極端な「拡張期高血圧《かくちょうきこうけつあつ》」の場合、「降圧剤により死亡率の低下が認められる」とのこと。

フィンランドの調査では、「80歳以上の人たちでは、上の血圧が１８０㎜Hg以上の人たちのほうが、１４０㎜Hg未満の人たちより死亡率が低かった」との結果が出ている。

動脈硬化を起こし、血液の流れが悪くなっている高齢の人にとって「ある程度の高血圧」は、元気の証拠とも言える。

高血圧は「老化現象」なのか?

高血圧の90〜95%は、医学的には原因不明の「本態性高血圧《ほんたいせいこうけつあつ》」である。遺伝体質、食事、運動習慣の有無、ホルモンの異常、ストレスなどが複雑に絡み合っていて、個々人の高血圧に各因子がどの程度関与しているかを指摘するのは困難である。よって、〝原因のわからない〟という意味の「本態性」が冠してあるのだ。また、血圧は年齢とともに上昇することはハッキリしていて、50歳までは「90＋年齢＝収縮期《しゅうしゅくき》（上の血圧」と考えられている。

つまり、高血圧は「病気」というより「老化現象」ともとらえられる。

一方、血圧が上昇する原因疾患が存在する時は、「二次性高血圧《にじせいこうけつあつ》」と呼ばれ、原因疾患を治療すると高血圧も改善する。

まず、一般的な高血圧の原因と考えられているものを3つ述べる。

(1) 塩分の摂取過多

食べ物中の塩分（Nacl＝塩化ナトリウム）が胃腸から血液中に吸収されると、Na（ナトリウム）の吸湿性（水分を引き寄せる力）のために血液中の水分が多くなる。その結果、血液の量そのものが多くなるので、心臓はより大きな力を入れて血液を押し出す必要がある。よって、血圧が上昇する。

(2) 動脈硬化

肉、卵、牛乳、バター、マヨネーズに代表される動物性脂肪（コレステロール）、過剰な糖分（AGE）、それから体内で合成される中性脂肪、尿酸《にょうさん》等々の栄養過剰物や老廃物が動脈内壁に沈着すると動脈硬化を起こす。

その結果、動脈内が狭くなり、血液が通りにくくなるため、心臓は強い力を入れて血液を送り出す必要がある。よって、血圧が上昇する。

二次性高血圧

<table>
<tr><th colspan="2"></th><th>病名</th><th>症状</th></tr>
<tr><td colspan="2">心臓血管性高血圧</td><td>・大動脈弁閉鎖不全症
・大動脈炎症候群</td><td>・脳虚血症状（ふらつき）
・脈拍左右差
・血圧の上下肢差</td></tr>
<tr><td rowspan="2">腎性高血圧</td><td>腎実質性高血圧</td><td>・腎炎　・腎臓ガン
・慢性腎盂炎
・糖尿病性腎症
・多発性腎のう症
・痛風腎
・妊娠腎</td><td>・むくみ　・血尿
・膿尿
・排尿異常
（多尿または頻尿）
・時に血尿</td></tr>
<tr><td>腎血管性高血圧</td><td>（腎臓の血管の狭窄）</td><td>・腹部血管雑音
（聴診器で診断）</td></tr>
<tr><td colspan="2" rowspan="4">内分泌性高血圧（ホルモン）</td><td>・クッシング症候群
（副腎皮質ホルモンの分泌過剰およびステロイドホルモンの長期服用）</td><td>・満月様顔貌
（ムーンフェイス）
・多毛
・肥満(四肢細く躯幹部太い)</td></tr>
<tr><td>・褐色細胞腫
（副腎髄質の腫瘍）</td><td>・動悸　・頻脈　・発汗
・ふるえ・頭痛</td></tr>
<tr><td>・原発性アルドステロン症
（副腎皮質のアルドステロン性腫瘍）</td><td>・口渇→多飲→多尿
・筋力低下</td></tr>
<tr><td>・バセドウ病
（甲状腺機能亢進）</td><td>・発汗　・多汗
・イライラ
・動悸　・やせ
・眼球突出</td></tr>
<tr><td colspan="2">神経性・中枢性高血圧</td><td>・脳腫瘍
・髄膜炎</td><td>・けいれん　・手足のマヒ
・嘔吐　・言語障害</td></tr>
<tr><td colspan="2">薬剤性高血圧</td><td>・ステロイドホルモン剤
・甘草（多くの漢方薬に配合）
・経口避妊薬</td><td>・むくみ</td></tr>
<tr><td colspan="2">妊娠中の高血圧</td><td>・妊娠中毒症</td><td></td></tr>
</table>

（3）ストレス

怒り、悲しみ、睡眠不足、疲れ等々により、心身に負担（ストレス）がかかってくるとそれに対抗するためにホルモンの一種「アドレナリン」や「コルチゾール」が分泌される。その結果、血管が収縮し、心収縮力も増加し、血圧が上昇する。よって、常にストレス状態が続いている人は、血圧が高めの状態が続く。

以上が一般に西洋医学が指摘している血圧上昇の原因である。

しかし、私は**その他、次の（4）（5）（6）も高血圧の原因として重視している。**

石原式・高血圧の原因はこの3つ！

（4）水分の摂取過剰

日本人の死因の2位（心筋梗塞＝約20万人）、4位（脳梗塞＝約12万人）はいわば「血栓症」であるため、ここ20年くらい「血液をサラサラにするために水をこまめに飲むように」「1日2リットルの水分を摂るように」などと一般の医学で指導している。にもかかわらず、心筋梗塞も、脳梗塞も、減少するどころか年々増加の一途だ。

飲みたくもない水分を無理して摂ると、体が冷える。雨にぬれると体は冷えるし、風呂あがりに、乾いたタオルで十分に拭かないと、体が冷えるのはご経験済みだろう。それと同様である。

無理に飲んだ水分は、当然、血液中の水分を増やす。その結果、血液の全体量も増加し、塩分摂取過剰の時と同じ理屈で、血圧が上昇する。

また、体が冷えると、血管が収縮して血流が悪くなり、心臓は力を入れて血液を押し出そうとするので血圧が上がる。

暑い夏は血管も拡張するし、副交感神経の働きも優位になるので血圧が低下する。寒い冬は血管は収縮するし、交感神経の働きも優位になるので血圧が上昇する、というのが体の生理のメカニズムである。

しかし、最近は、夏に血圧が上昇する人がたくさんいらっしゃる。こういう人たちは水分をたくさん摂る人たちだ。

クーラーがなかった50年くらい前までは余分に飲んだ水分は汗で排泄されていたが、最近は、どこに行ってもクーラーが効いていて、十分な発汗ができず、血液中に水分がたまりやすくなって「夏の高血圧」を招いていると言ってよい。

(5) 冷え、体温の低下

先にも述べたように、血圧は夏は低下し、冬は上昇する。

よって、寒い冬には、脳卒中や心筋梗塞など、血管系の病気が多発するのである。

日本人の脇の下の平均体温は1957(昭和32)年が36・9℃であった、という。

われわれ医師の座右の書『医学大辞典』の〝日本人の体温〟の項を見ると(36・89±0・34)℃とある。低い人でも36・55℃、高い人は37・23℃もあるということだ。

私は、外来を受診される発熱患者以外の方の体温も必ず測ることにしているが、35・5℃〜36・2℃くらいの人が多い。50年前と比べ、日本人の体温は約1℃下がっているわけだ。

体温の低下→血管の収縮→血圧の上昇、つまり、体温の低下が高血圧の一因なのは間違いないだろう。

■日本人の体温が低下した本当の原因

㋐筋肉運動・労働の減少

昔と比べて、交通機関の発達、電気製品（洗濯機、掃除機）の普及により、ウォーキングの不足、肉体労働の減少をきたし日本人は体温が低下した。

体温の40％は筋肉から産生されることを考えると、当然の結果だ。

㋑塩分摂取量の減らしすぎ

1955（昭和30）年頃までの秋田・青森など東北地方の人々の1日の塩分摂取量が約28グラム、鹿児島の人々は約14グラムと2倍の差があった。

日本列島を北上するほど、塩分摂取量が多く、高血圧や脳出血の発症も多い、ということで、日本中に減塩運動が展開されていった。

東北地方の人々は何も高血圧や脳出血を発症したくて塩分を多く摂取していたわけではない。今のように暖房施設が十分でなかった当時の東北地方の厳寒の冬を乗り切るための食生活の知恵だったわけだ。

塩はカロリー「０」であるが、温める力は抜群だ。川の水は「０℃」で凍るが、海水は「マイナス２℃」でようやく凍ることからもよくわかる。

当時、東北地方の人々に高血圧や脳出血関連の病気で死ぬ人が多かったといっても、他の日本の地域の人々との平均寿命の差はせいぜい2年くらいだったはずだ。

もし、当時の東北の人々が、塩分をしっかり摂取していなかったら、高血圧や脳出血に罹患する何十年も前に肺炎、うつ、リウマチ、胃ガン等々、「冷え＝体温低下」を主因として起こる病気で死に絶えていたかもしれない。

減塩については30ページより詳しく述べる。

㋒余分な水分の摂取

22ページでも述べたように、飲みたくもない水分を無理して飲むと体を冷やす。

㋓体を冷やす食べ物の摂りすぎ

西洋医学には、食べると「体が温まる食べ物」（漢方で言う陽性食《ようせいしょく》）や「体を冷やす食べ物」（同じく陰性食《いんせいしょく》）が存在する、という概念はない。

しかしながら、夏に冷奴やビール、キュウリ、スイカがおいしく感じるのは、こうした食べ物が体を冷やしてくれるからだし、冬に肉、醤油、卵、ネギでスキ焼きを作って食べるのは、これらに体を温める作用があるからだ。

含有カロリーとは関係なく、ナトリウム（Na）＝塩を多く含む食べ物は「体を温める力」が強く、カリウム（K）を多く含む食べ物は体を冷やす。

この「陽性食」「陰性食」を含めた「陰陽論《いんようろん》」については、5章で後述する。

（6）筋肉、とくに下半身の筋肉・筋量の低下

「老化は脚から」と昔から言われる。

40歳を過ぎる頃より、尻の筋肉に張りがなくなり垂れ下がってくる。太ももや下腿の筋肉も細くなってくる。

すると筋肉内の毛細血管も少なくなり、下半身に存在していた血液は行き場がなくなり上半身に上昇していく。

よって、上半身の腕で計る血圧は高くなる。上昇した血液は脳にあふれ（脳溢血《のういっけつ》）、脳動脈の中で血栓や出血を起こす。

逆に「降圧剤は絶対に飲んではいけない」と思っていませんか？

最近の本などでは「降圧剤は飲まないほうがいい」とにかく主張するものもある。果たして、真相はどうだろうか？

2016年12月6日、新潟大学医学部の名誉教授の安保徹《あぼとおる》先生が急逝された。

先生は「胸腺のみで作られるとされていたT細胞（リンパ球）が肝臓や腸でも作られる」「〝胃潰瘍《いかいよう》の原因は胃酸である〟が100年来の通説であったが、顆粒球《かりゅうきゅう》（白血球の一種）が原因である」など、次々と免疫学上の大発見をされ、英文論文も200本以上発表された世界的な免疫学者であった。

その一方、『免疫改革』（講談社）『「薬をやめる」と病気は治る』（マキノ出版）等200冊以上の著書を通して、一般の人々にも「免疫」と病気の関係を平易に解説してくださった。

私も、安保先生と2007年と2008年に対談し、『ガンが逃げ出す生き方』『病気が逃げ出す生き方』（いずれも講談社）を共著として出版させていただいた。

対談中は、青森ご出身の東北人らしく、とつとつとして話される中に純朴なお人柄が伝わってきて、心温まる思いがしたものだ。しかし、お話の内容たるや、科学的で理路整然とし、驚愕するほどの新しい医学理論が、次々と飛び出してくる。

「体に生命エネルギーが少ない人は、白血球の数が少ない」とポロッと安保先生の口から出たひと言に、「まさにそのとおり！」と、ただただ感心した。血液学を40年もやってきた私が初めて気づかされた真実であった。

その後は、ありとあらゆるところで「安保医学論」を参考にしながら、私なりの自然医学にも役立たせてもらっている。その意味で安保先生は医学上の私の恩師の1人である。

その安保先生の訃報には、ただ愕然《がくぜん》として言葉を失った。

死亡原因は「大動脈解離《だいどうみゃくかいり》」であったとのこと。

10年前の対談の折の記憶をたどってみたら「私の血圧はふつう180㎜Hgくらい、時に200㎜Hgくらいになることもあります。血糖も高めです。しかし、血圧も血糖も高めのほうがむしろ調子がよいので、服薬はしていません」とおっしゃっていた。

「大動脈解離」の危険因子は、「高血圧」「糖尿病」「高脂血症」「喫煙」などである。

私は、

「安保先生も、最低量の降圧剤や、抗糖尿病薬を服用され、せめて血圧も少々高めでもよいので、150㎜Hg前後、血糖も130ミリグラム前後にコントロールされていたら、69歳のお若さで、ご逝去されることはなかったのに！」

と悔しさでいっぱいである。もっともっと、われわれ、日本人の健康増進のために安保先生の免疫論を普及してほしかった。

高血圧、糖尿病などの生活習慣病は、食事の質（なるべく和食を中心に）、食事の量（腹八分＝少食に）や、運動不足、精神生活（心の持ち方）を是正して、改善していくのが理想だ。

しかし、数値があまりにも高いときは西洋医学のクスリもうまく併用して最悪の事態を防ぐことが賢明である。ということを、安保先生のご逝去であらためて感じた。

それにしても、国立大学医学部の教授、名誉教授を歴任され、世界的な免疫学者であられ、さらに、一般の人々に対しても200冊以上の著書で平易に免疫論を啓蒙してくださった安保徹先生のご逝去のニュースが、主要なメディアで報じられなかったのは、至極残念である。

「減塩すれば血圧は下げられる」の真実

さて、減塩についてはどうだろうか？「血圧が高い」となると、塩分を控えようという方もたくさんいらっしゃるだろう。

食塩が血圧を上昇させるメカニズムは、すでに述べた。

地域による高血圧発症頻度と食塩摂取量との関係

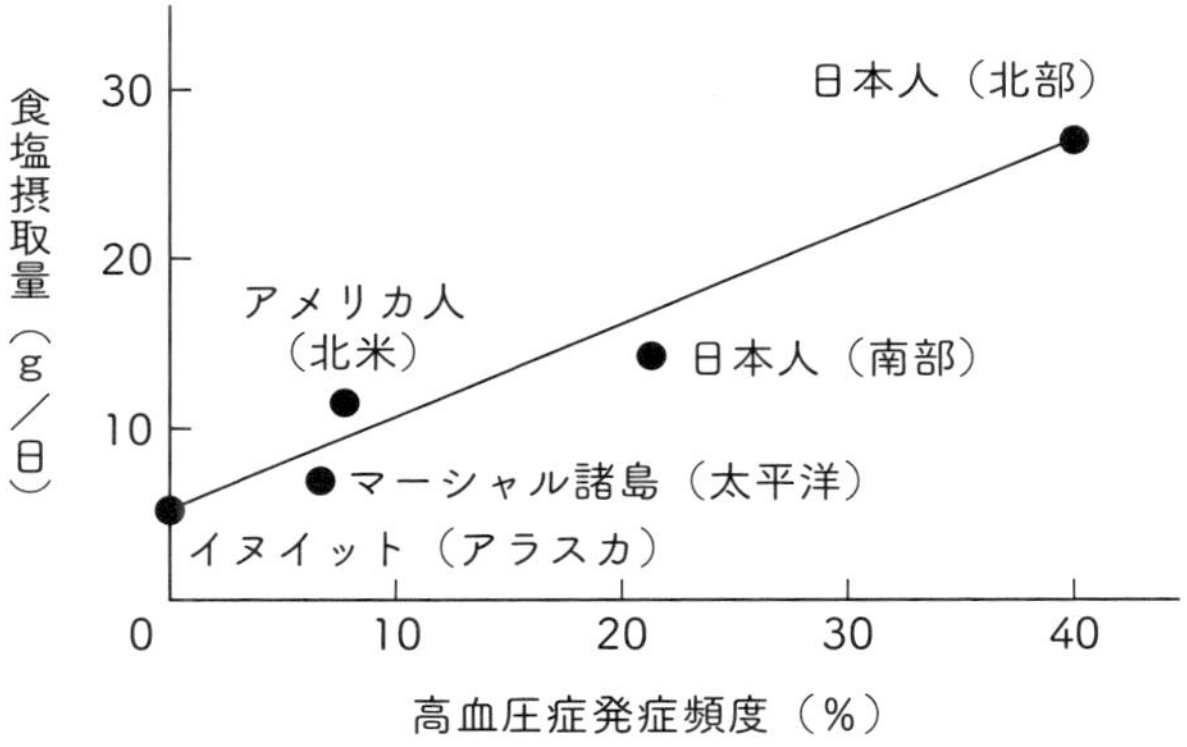

１９５３年、米国のメーネリー博士が「10匹のネズミに、体重の10％以上にあたる、１日20～30グラムもの高塩分を６か月食べさせ続けたところ、４匹が高血圧になった」というきわめて無茶な実験が、「塩分を高血圧の元凶」とするさまざまの研究のはじまりになったようだ。

しかし、この実験は「体重60キロの人に毎日６キロの塩分を６か月も摂らせ続ける」というのと同じことだ。かなり極端である。

この実験で注目すべきは、これだけ**大量の塩分を６か月にわたって強制的に食べさせ続けても、６匹（60％）のネズミ**

は高血圧を発症しなかった、という点である。

つまり、ネズミにも「塩分感受性《えんぶんかんじゅせい》」（後述）が存在する、ということである。

さて、こうした論文がきっかけになったのか、米国のL・K・ダール博士が日本の南部と北部の人々の食塩摂取量と高血圧の発症頻度を、食塩摂取量の少ない太平洋のマーシャル諸島の人々や、アラスカのイヌイットの人々と比べて発表したのが前ページのグラフである。

1日13〜14グラムの食塩摂取をする鹿児島など南日本の人々の高血圧の発症率が約20％、同じく27〜28グラムと2倍もの食塩摂取をする秋田、青森など北日本の人々の発症率が約40％という結果が出た。よって「塩分こそ高血圧や脳卒中（出血）の元凶である」という結論になった。

しかし、北国は寒いため、血管が収縮して血圧が上昇する、雪のため運動不足になる、野菜や果物の摂取も不足する等々の他の高血圧の要因に関してはまったく考慮されていない！

そして、この頃より、東北地方から減塩運動が始まり、全国に普及していった。

さて、1945（昭和20）年以降の日本人の食塩摂取量の平均は「15グラム／日」であったが、1979（昭和54）年には「13・1グラム」に下がった。この頃、厚生省からは「10グラム以内が望ましい」と発表された。

その後、日本人の食塩摂取量は1985（昭和60）年には「12・1グラム」にさらに減少し、2015（平成27）年には「10・0グラム」ともっと減少したにもかかわらず、現在は男＝8・0グラム以下、女＝7・0グラム以下が望ましいと厚労省より発表されている。

WHO《ダブリューエイチオー》（世界保健機関）も、1日の塩分摂取量は5・0グラム以下を推奨している。

こうして日本国民は、**減塩を実践しているにもかかわらず、今、日本に高血圧症の人は増えていて、少なくとも約4000万人、多く見積もると5000万人くらいもいると推計されている**。

そのため、降圧剤の売り上げは、1988（昭和63）年に約2000億円だったものが、2008（平成20）年には1兆円を突破したという。

漢方でわかる、「塩」で血圧が上がらない人

西洋医学は、〝塩分摂取〟＝〝高血圧〟と決め込んでおり、誰に対しても「減塩」を強要する傾向にある。

しかし、塩分を摂ると血圧が上がる人（塩分感受性が強い人）と、塩分を摂っても血圧が上がらない人（塩分感受性が弱い人）がいることが、現在は医学的にも明らかにされている。

米国のF・C・バーター博士が「1日の塩分摂取量を5グラムから15グラムまで増量していく」実験をしたところ、

塩分増量で血圧が上がる人（塩分感受性の強い人）……40％
塩分増量で血圧が上がらない人（塩分感受性の弱い人）……60％

だったという。

1995（平成7）年、東京大学の藤田敏郎教授（当時）は、

日本人の約20％＝塩分感受性あり

日本人の約50％＝塩分感受性なし

と発表している。

米国のM・H・ワインバーガー博士は「米国の黒人は〝塩分感受性の強い人〟が70％も存在し、高血圧患者が多いが、白人では〝塩分感受性の強い人〟は50％くらいである」と報告している。

塩分感受性の有無がなぜ存在するのか、西洋医学では完全には解明されていない。塩分感受性の検査などもまだ存在しない。

しかし、漢方医学の陰陽論（5章）で考えると、簡単に説明できる。**「陽性体質」の人が塩分感受性の強い人である**。この体質の人は「陽性」の塩分を摂りすぎると「陽性過剰」の病気（高血圧）が発症するわけだ。「陰性体質」の人は冷え症で、塩分が不足している状態なので、塩分をしっかり摂っても血圧は上昇しない、ということになる。つまり、**「陰性体質」の人は塩分感受性の弱い人である**。

しかし「陽性体質」の人でも運動、入浴、サウナ等で発汗をうながし、3章で述べるニンジン・リンゴジュースやショウガ紅茶などで排尿を多くすると、汗や尿といっしょに体内の塩分が排泄されるので、多少塩分を摂っても問題ない。

ご自分が陽性体質か、陰性体質かは、141ページでチェックしてほしい。

なお、2014年、米国『高血圧学会誌』にデンマークのコペンハーゲン大学病院のニールス・グラウダール博士の論文が掲載され、「もっとも好ましい、健康的な食塩摂取量は〝1日6・7〜12・6グラム〟」と述べられている。

血圧は塩の摂取量に比例しない

次ページの表は、47都道府県別の食塩摂取量の一覧表である。

また、38ページの表は「食塩摂取量と高血圧疾患による死亡率の関係（男性）」、および「食塩摂取量と高血圧疾患罹患数の関係」である。

都道府県別食塩摂取量の状況

（女性）

順位	都道府県	平均値（g/日）	順位	都道府県	平均値（g/日）
1	山梨県	11.2	25	愛媛県	10.0
2	福島県	11.0	26	北海道	10.0
3	茨城県	10.9	27	兵庫県	10.0
4	鳥取県	10.9	28	静岡県	10.0
5	青森県	10.9	29	奈良県	9.9
6	山形県	10.8	30	高知県	9.9
7	群馬県	10.8	31	愛知県	9.9
8	長野県	10.7	32	秋田県	9.9
9	宮城県	10.7	33	京都府	9.8
10	福井県	10.7	34	山口県	9.8
11	栃木県	10.6	35	広島県	9.7
12	埼玉県	10.5	36	長崎県	9.7
13	島根県	10.5	37	宮崎県	9.7
14	千葉県	10.5	38	岐阜県	9.7
15	石川県	10.4	39	福岡県	9.6
16	和歌山県	10.3	40	岡山県	9.6
17	富山県	10.3	41	大分県	9.6
18	神奈川県	10.3	42	熊本県	9.6
19	滋賀県	10.1	43	大阪府	9.5
20	東京都	10.1	44	佐賀県	9.3
21	三重県	10.1	45	香川県	9.2
22	鹿児島県	10.0	46	徳島県	9.2
23	新潟県	10.0	47	沖縄県	8.1
24	岩手県	10.0		全国	10.1

（男性）

順位	都道府県	平均値（g/日）	順位	都道府県	平均値（g/日）
1	山梨県	13.3	25	広島県	11.8
2	青森県	13.0	26	愛媛県	11.8
3	福島県	13.0	27	長崎県	11.7
4	福井県	12.9	28	東京都	11.7
5	山形県	12.7	29	北海道	11.6
6	長野県	12.5	30	岡山県	11.5
7	宮城県	12.5	31	京都府	11.5
8	栃木県	12.5	32	鹿児島県	11.5
9	島根県	12.5	33	兵庫県	11.5
10	茨城県	12.4	34	愛知県	11.5
11	和歌山県	12.4	35	岐阜県	11.4
12	群馬県	12.4	36	福岡県	11.4
13	石川県	12.3	37	滋賀県	11.4
14	埼玉県	12.2	38	高知県	11.4
15	新潟県	12.2	39	宮崎県	11.3
16	神奈川県	12.1	40	徳島県	11.3
17	三重県	12.1	41	熊本県	11.2
18	奈良県	12.1	42	山口県	11.2
19	鳥取県	12.0	43	大阪府	11.1
20	静岡県	12.0	44	大分県	11.1
21	岩手県	12.0	45	香川県	11.0
22	千葉県	12.0	46	佐賀県	10.9
23	秋田県	11.9	47	沖縄県	9.5
24	富山県	11.9		全国	11.8

＊年齢調整『【(各年齢階級別の割合または平均値）×（基準人口の当該年齢階級別の人数)】の各年齢階級の総和÷基準人口の総数』した値
＊小数点第2位を四捨五入
※順位については小数点第3位の値を用いて評価
厚生労働省「平成22年国民健康・栄養調査結果の概要」より

食塩摂取量と高血圧疾患罹患数の関係（人口10万あたり）

罹患数順位	都道府県	食塩摂取量の順位	
		男性	女性
1位	山形県	5位	6位
2位	福島県	3位	2位
3位	島根県	9位	13位
4位	徳島県	40位	46位
5位	宮崎県	39位	37位
6位	秋田県	23位	32位
7位	青森県	2位	5位
8位	岩手県	21位	24位
9位	長崎県	27位	36位
10位	山梨県	1位	1位
11位	高知県	38位	30位
12位	鹿児島県	32位	22位

食塩摂取量と高血圧疾患による死亡率の関係（男性のケース）

死亡率順位	都道府県	食塩摂取量の順位
1位	大阪府	43位
2位	群馬県	12位
3位	福岡県	36位
4位	佐賀県	46位
5位	千葉県	22位
6位	沖縄県	47位
7位	愛媛県	26位
8位	三重県	17位
9位	静岡県	20位
10位	兵庫県	33位
11位	東京都	28位
12位	熊本県	41位

厚生労働省「平成21年地域保健医療基礎統計」、「平成22年都道府県別生命表の概況」、「平成22年国民健康・栄養調査結果の概要」より作成

山梨県、福島県、青森県、山形県、長野県、宮城県、福井県など、寒い地方の人々の塩分摂取量が多いことがわかる。

塩は体を温める作用があるため、寒い地方の人々は経験的に、また本能的に、塩分を多く摂取してきたし、今でも多く摂取する傾向にあるわけだ。

その一方で、「食塩摂取量と高血圧疾患による死亡率（男性）」を示した上の表を見てほしい。

「食塩の摂取は高血圧を引き起こす」と食塩を敵視する学者はこれまで異口同音に喧伝《けんでん》してきたが、むしろ、食

塩摂取量の少ない県に「高血圧死」が多い傾向にあることがわかる。

食塩摂取量不足→体温低下→血管が収縮して血圧上昇……という見方もできなくはない。

「都道府県別の高血圧疾患罹患数の順位」を見ても、食塩摂取量40位、39位の徳島県、宮崎県が4位、5位を占めていて（男性）、**食塩摂取量と高血圧者数には、何の因果関係も認められない**ことがおわかりになるであろう。

塩の結論「本能に従って摂る」

「塩」は、人類最古の調味料である。

古代ローマ時代は「食べ物の価値は、おいしいかどうかで決まる」と考えられており、塩（ローマ語でSal《ソル》）が、一番おいしく健康によいと考えられていたので「Salus《サルー》（健康）」という言葉も「Sal」から作られた。

兵士の給料の一部は「Sal」（塩）で支払われていたため、「Salaly《サラリー》」という言葉が作られた。野菜には塩をふりかけて食べたから「Salad《サラダ》」という。

日本でも塩は最重要品と考えられていたので、塩を運ぶ道には塩尻《しおじり》、塩原《しおばら》、塩田《しおだ》などの塩のつく地名がつけられた。

葬儀から帰宅すると、家人が体に塩をふりかけてくれるし、上棟式《じょうとうしき》に柱の周りに塩がまかれるのは、塩が魔よけの役割を果たす、という意味あいがある。

大相撲の力士が、立ち合い前に塩を口に含んだり、怪我した患部に塩を振りかけるのも、塩には「気力を高める作用がある」「傷を治す作用がある」ことを感得している本能的な仕草であろう。

30億年前に誕生したアメーバー様の単細胞生物が、すべての動植物の始原生命《しげんせいめい》である。それは海水の中で誕生した。何億年もの間海水の中で過ごした後、一部の生命体が陸上にはい上がってくる。そのときに、海水と同じ塩水を抱きかかえてきた。それが血液である。よって「血潮《ちしお》」ともいう。

人体60兆個の細胞は、今でも血液という海の中に浮遊して生活していると言ってよい。

涙も鼻水も、もちろん、血液もなめると塩辛い。

このように塩というのは、人類にとって重要なものなのである。

にもかかわらず、一部の疫学調査で、塩が血圧を上昇させる、という結果や、東北地方の人々が塩分を多く摂り、高血圧やそれにより起こる脳出血が多発した、ということで減塩運動が起こった。

塩は体を温める作用があるため、今のように暖房の設備が整っていなかった当時の東北地方の厳寒を乗り切るためには、東北の人々には高塩分食は必要だったわけだ。

先にも述べたが、当時の東北の人々が、塩分を存分に摂っていなかったら、高血圧や脳出血にかかるずっと前に、冷えによる肺炎、結核、リウマチ、うつ（自殺）、膠原病《こうげんびょう》などで早死にしていたに違いない。

昔は1日30グラム近く摂っていた塩分を、今や10グラム以下にするように指導されている東北の人々には、体温低下によるうつ、自殺が多発している。

よって、本能が欲するなら、塩は十分に摂ってよいのである。そして、運動、入浴、サウナ、ショウガ紅茶やニンジン・リンゴジュースで発汗・排尿を十分にうながすと、さらによい。

そもそも病院で測った血圧値は、絶対ではない

クスリと減塩の真実について述べてきたが、そもそも病院で測った血圧値は、本当に正しいのだろうか？

「高血圧治療ガイドライン２０１４」には、「診療室で測る血圧は白衣高血圧《はくいこうけつあつ》（普段は正常だが病院で血圧を測ると高く出る）、仮面《かめん》高血圧（病院では正常なのに、自宅や職場で測ると高く出る）などの問題があるので、診療室の計測値より家庭での計算値を優先させる」と述べてある。

「家庭で、自分自身で測定した血圧値のほうが、医師や看護師が測定した血圧値よりも、将来の脳卒中や心筋梗塞が起きやすいかどうかを的確に予測できる」という研究が大勢を占めるようになったからであろう。

ベルギーのヤン・ステッセン博士らは、「降圧剤を服用中の203人の高血圧患者に毎日自分で血圧を測らせたところ、25％の患者が降圧剤の服用が必要でなくなった」という研究報告をしている。

これは、高血圧患者の中には、医師に血圧測定をしてもらうと、緊張して血圧が上昇する人が約4分の1もいるということを表す。

「心臓の異常」や「高血圧の有害性」がわかる、「BNP」値

診療室と自宅での血圧値に大きな差がある人は、病院の血液検査で「BNP《ビーエヌピー》」値を測定してもらうとよい。

「BNP」とは「脳性ナトリウム利尿ペプチド」というホルモンで、心室の筋肉から分泌される。

「BNP」は体内で、

①血管拡張作用

②利尿作用
③血圧を上昇させる「レニン」「アルドステロン」の分泌抑制
④血圧を上昇させる交感神経の抑制
⑤心臓肥大の抑制

などの血圧を下げる作用を発揮する。

狭心症や心筋梗塞、心臓弁膜症《しんぞうべんまくしょう》、心筋症などの心臓疾患や高齢により心臓の働きが低下したり、心臓に負担がかかったりすると、心室からBNPが分泌されて血管を拡張させて、血流をよくして、心臓の負担を軽くするというわけだ。

よってBNPの値（量）は、心機能が低下すると上昇するので、心不全の診断や重症化の指標となる。

心不全の重症度は「1度〜4度」に分けられ、心電図では「1度や2度」の軽度（無症状）では発見できないこともある。

しかし「BNP」の値で心不全の重症度も的確に判断できる。

「ＢＮＰ」の正常値＝18・４pg／mℓ以下
であるが、
18・５〜39・０＝軽度の心疾患の疑い
40〜99　　　＝心疾患の疑い
１００以上　＝心不全の疑い
つまり、**「40以上」で精密検査を、「１００以上」では治療を要する。**
高血圧の患者さんで、医療機関で血圧を測定すると「高血圧」と診断されるが、自宅で測ると「正常血圧」の人には、私はこのＢＮＰを測ることにしている。
「ＢＮＰ18・４以内の正常値なら、血圧が心臓に悪い影響（負担）を与えていない」と判断し、降圧剤は処方しない。
また、「心臓病」や「長年続く高血圧」の患者さんでＢＮＰ値が高値の人でも、ウォーキング、スクワット、テニス、水泳等々、筋肉運動を励行すると、54〜57ページで述べるような理由により下がってくることが多い。

血圧を家庭で測るときのコツ

（1）朝、起床後1時間以内

（2）排便・排尿後

（3）朝食や服薬の前

（4）テレビを見たり、話をしないで静かな、しかも適温に保たれた部屋で、背もたれつきの椅子に脚を組まずに座って1～2分安静にした後

（5）腕に巻いたカフは心臓の高さに保つ

という条件・状態で測るのが本当の「血圧」である。

なお、血圧は重力の影響を受けるため、

Ⓐ心臓より上方では低くなる

Ⓘ心臓より下方では高くなる

ので、（5）の条件がつく。

降圧剤の種類と副作用はこれだけある！

章の最後は、降圧剤の説明で締めくくろう。

私が医師になった40数年前は、降圧剤というと90％以上「降圧利尿剤《こうあつりにょうざい》」（商品名：フルイトラン、ナトリックス等）が処方されていた。

排尿をうながし、水分といっしょに塩分も体外に捨てようというものだ（あくまで塩分＝高血圧の原因、という考え方）。

しかし、降圧利尿剤は血糖や尿酸値を上昇させる副作用があり、次から次に開発される新しい降圧剤の登場とともに、一時ほとんど使われなくなった。

そんな折、「米国の心臓・肺・血液研究所」が4万2000人の高血圧患者に対して「降圧利尿剤」「カルシウム拮抗剤《きっこうざい》」「ACE阻害剤《そがいざい》」の効き目を試してみたところ、降圧利尿剤は後二者の10分の1の値段であるのに、降圧効果が一番優れていることが明らかになった。現在、米国では高血圧に対する「ファースト・チョイス（第一選択）薬」として、大いに推奨されている。

医師により、降圧療法に対する主義・主張がさまざまあるようだが、「最大公約数」的な治療法は次のようになる。

（1）第一段階「降圧利尿剤」

降圧利尿剤を朝1～2錠の服用からはじめる。超廉価であるうえに、後発で高価な「アンジオテンシン変換酵素阻害薬（ACE阻害剤）」や「カルシウム拮抗剤」に劣らない脳卒中・心筋梗塞予防効果が証明されている。

私見では**「色白、水太り」タイプの人の高血圧、夏に血圧が上昇する人の高血圧、塩辛い食べ物を好む人の高血圧、水分をしょっちゅう飲む人の高血圧にはとくに有効**である。

（2）第2段階「交感神経遮断薬」

降圧利尿剤で効果が不十分な場合、「交感神経遮断薬《こうかんしんけいしゃだんやく》」（α《アルファ》受容体遮断薬＝カルデナリン、ミニプレス、β《ベータ》受容体遮断薬＝メインテート、アーチスト、テノーミン）を

降圧剤の副作用

精神神経症状	頭痛、頭重、めまい、耳鳴り、眠気、不眠、悪夢、うつ状態、全身倦怠
循環器症状	顔面紅潮、頭痛、動悸、血圧低下、むくみ、のぼせ、立ちくらみ、頻脈または徐脈
消化器症状	吐き気、食欲不振、胸やけ、口渇、便秘、下痢、腹痛、肝臓能値（GOT、GPT）の異常
泌尿器症状	腎機能低下（クレアチニン、尿素窒素の上昇）、性機能低下（インポテンツ）
呼吸器症状	空咳（とくにACE阻害剤で）
過敏症	発疹、掻痒感
血行不順症	間欠性跛行、手足の冷え（とくにβ遮断薬などで）
その他	女性化乳房（とくに利尿剤のスピロノラクトンなどで）

追加する。

ストレス、心身の疲労や病気で、交感神経が刺激されると、副腎髄質《ふくじんずいしつ》よりアドレナリンが分泌されて血圧が上昇するからである。

(3)第3段階

「カルシウム拮抗剤」「ACE阻害剤」

第1段階、第2段階のクスリを処方しても効果が不十分な場合、「カルシウム拮抗剤」（商品名：アムロジン、ノルバスク、ペルジピン、アダラート、カルブロック、アテレック）や、「ACE阻害剤」（商品名：カプトリル、ロンゲス、レニベース、タナトリル）が処方される。

カルシウム拮抗剤は、血管平滑筋《けっかんへいかつきん》へのカルシウムの取り込みが低下すると血管壁の平滑筋の収縮が減弱し、血圧が低下することを利用したもの。

ACE阻害剤は、生理活性ペプチドであり、昇圧（血圧を上げる）作用をする「アンジオテンシンⅡ」の産生を抑制することによって血圧を下げる。

降圧剤を服用すると、必ず発現するということではないが、降圧剤の服用↓血流の減少↓全身の細胞・組織・臓器への血流減少により、前ページのような副作用が出てくることがある。副作用が出たらすぐに医師に相談しよう。

Column

Q1 「血圧が高い」とわかったら、まず病院へ行くべき？

A まず血圧が高くなった要因を考え、改善しよう。

これまで正常血圧だった人が、「頭痛や肩こり、手の麻痺《まひ》が現れ、血圧を測ったら150／100mmHg以上の高血圧だった」などというときは、病院を受診すべきだ。

ただ、何の不快症状もなく、たまたま測った血圧が「高血圧」であった場合、血圧上昇の原因となる、疲れ、寝不足、ストレス、暴飲暴食などがなかったかについて考え、そうしたものが存在したら、まず、そうした要因の改善を図るべきである。

改善を図りつつ、最低１日２回、同じ時間に血圧を測定し、それでも血圧上昇が続くようなら、本書で述べる、運動、食事をはじめとする高血圧改善法に取り組む必要がある。

それを１か月以上続けてもなお、血圧低下が見られない場合、病院を受診されたし。

Column

Q2　病院で降圧剤をもらった場合、勝手にやめてもいい？

A　医師に相談のうえ、処方を打ち切ってもらうこと。

降圧剤を服用中の患者さんは、「降圧剤の服用をはじめたら、一生飲み続けないといけない」と医師から言われた、とおっしゃるのが常だ。

「降圧剤が効きすぎてフラフラするので、プラットホームでは、線路側は歩かないようにしている」などとおっしゃる方もいる。

こんな、馬鹿な話はない。

降圧剤の服用をやめたいなら、本書で述べたような血圧を下げる食事、運動、ストレス発散などを励行して、血圧が下がってきたら、ちゃんと主治医に話をして、まず降圧剤の減量をしてもらおう。

それでも血圧上昇が見られないなら、降圧剤の処方を打ち切ってもらうとよい。

2章

実践！　夢のマイオカインで、血圧を下げる！

「高血圧」には足の運動を中心に！

筋肉は、姿勢を正したり、手足を動かしたりするだけではない。体重の40％を占める人体最大の器官であり、以下のような生理作用を発揮する。

【筋肉の大きな役割】

①体熱の40％を産生して、血流をよくする。

筋肉を動かし、筋肉の鍛練を続ければ、体が温まり、血液中の糖、中性脂肪、コレステロールなどが十分に燃焼、処理され、高血圧の要因である動脈硬化を引き起こす高血糖（糖尿病）、高脂血症の予防、改善につながる。

体が温まると血管が拡張して血流がよくなり、血圧が下がる。

②毛細血管を増やして血圧を下げる。

筋肉運動によって筋肉が発達すると筋肉内の毛細血管の数が増えるので、心臓から送られている血液に対する血管抵抗が減少して血圧が下がる。

③乳しぼり効果により心臓の働きを助ける。

筋肉が動くときは、筋肉繊維が収縮・弛緩《しかん》をする。そのとき、筋肉内を走っている血管も並行して収縮・拡張をする。これを「乳しぼり効果（ミルキングアクション）」という。下半身の血液は、主にこの筋肉の乳しぼり効果により心臓に戻っていく。

つまり、筋肉は心臓を助け、血圧を下げる重要な働きをしているのである。

④GLUT‐4の活性を増し、血糖値を下げる。

筋肉を動かすと、筋肉細胞の糖輸送担体《とうゆそうたんたい》（GLUT‐4／グルコーストランスポーター4）の活性がうながされ、血液中の糖分（血糖）を筋肉内に引き込み、血糖値を下げる。筋肉細胞は活性を増す。

なぜなら、あらゆる人体の細胞の活動源は「糖」であるため、

「高血糖」→AGE（終末糖化産物《しゅうまつとうかさんぶつ》）の増加→血管壁への沈着→動脈硬化→血圧上昇

……から考え、血糖の上昇も高血圧の要因になる。

⑤冠動脈や脳動脈のバイパスの形成をうながし、脳梗塞、心疾患のリスクを下げる。

筋肉運動を十分に行っている人の冠動脈《かんどうみゃく》（心筋に栄養と酸素を送る血管）の直径は大きく、さらに、冠動脈の周囲に多くのバイパスができていることが多い。

また、運動は脳動脈のバイパス形成もうながす。

よって、動脈硬化による冠動脈の狭細化の結果生ずる狭心症《きょうしんしょう》や心筋梗塞《しんきんこうそく》のリスクが減る。たとえ、狭心症や心筋梗塞の発作が起きても症状が軽くてすむし、回復も早い。

脳梗塞《のうこうそく》についても同じことが言える。

⑥骨を強くする。

筋肉を動かすと、骨への血流がよくなり、骨粗しょう症の予防、改善につながる。

⑦筋肉細胞からテストステロンが分泌され、自信が湧く。

筋肉運動をすると、筋肉細胞から「テストステロン」（男性ホルモン。女性にも存在する）が産生され、自信とやる気が出てきて、「うつ」の予防、改善につながる。

⑧ＮＫ細胞が活性化、ガンを防ぐ。

筋肉運動により（体温が上がるせいもあるのだろうが）、ガン細胞をやっつけるＮＫ細胞（ナチュラル・キラー細胞）の活性が増し、ガンの予防に役立つ。

このように、筋肉には、かくも多くの優れた生理作用があるのだ。とくに足の筋肉を鍛えると、若返りホルモンが分泌される。

下半身の筋肉から分泌される「若返りホルモン」

私が40年前、長崎大学大学院医学研究科博士課程にて、スポーツ医学（運動と白血球・免疫能）の研究をしていたとき、「筋肉運動をすると、筋肉細胞の中から体を健康にする物質が産生分泌される」と推測した。そして、その物質を「myohealthin《マイオヘルシン》」(myo＝筋肉、health＝健康、in＝抽出物）と勝手に命名し、一人悦に入っていた。

大都市圏のサラリーマンに人気の夕刊紙『日刊ゲンダイ』に、天皇陛下の冠動脈バイパス手術を執刀された順天堂大学の天野篤心臓血管外科教授の**「心臓病 ここまで治せる」のコラムが連載されていて、２０１７年1月27日号に、「最近の研究では、筋肉には臓器の働きを維持するために重要な生理活性物質を分泌させる内分泌器官としての役割があり……」**のような一文が載っていた。

つまり、40年前に私が推測したような「健康維持（増進）のホルモンを筋肉が分泌している」ことをおっしゃっているわけだ。

これは**最近話題の夢の「マイオカインホルモン」**である。「マイオ（myo）」＝筋肉、「カイン（kine)」＝作動物質、である。「若返りホルモン」とも呼ばれる。

現在、約50種のマイオカインホルモンが見つかっていて、血圧を下げる働きも発見されている。マイオカインはとくに下半身の筋肉から分泌されるという。

また、新しい筋肉から分泌されることと、分泌期間は4か月くらいということがわかってきている。つまり、継続的に筋肉運動を続ける必要があるわけだ。

よって、サルコペニア（加齢によって骨格筋量が減少して筋力が低下し、身体機能も衰えてしまう病態）では、「マイオカインホルモン」の分泌が低下し、血圧の上昇・心機能の低下が始まり、認知症やうつ、ガンなど、ありとあらゆる罹患のリスクが高まっていくのである。

運動不足で陥る「腎虚」とは

このように、健康にとってきわめて大切な働きをしている筋肉は、体重の約40％（男性＝約45％、女性＝約36％）を占めており、その70％が腰より下の下半身に存在する。

その中でもとくに大きな筋肉が大殿筋《だいでんきん》（お尻の筋肉）と、大腿四頭筋《だいたいしとうきん》（太ももの筋肉）である。

40歳を過ぎて何もしないと、お尻の筋肉が垂れ下がり、太ももの筋肉も衰えてシワが寄ってくるものだ。

この頃から高血圧、脳梗塞、心筋梗塞、糖尿病、高脂血症、痛風、ガンなどの生活習慣病が並行して発症してくることが少なくない。

漢方医学では尻、太ももの筋力が低下してきて、**腰や膝《ひざ》が痛み、こむら返り、夜間頻尿、下肢《かし》のむくみ、インポテンツ等々の老化の症状が出てくる状態を「腎虚《じんきょ》」という。**

漢方医学の「腎」は西洋医学の「腎臓」「副腎」「泌尿器」「生殖器」を含めた「生命力そのもの」のことで、「腎虚」＝「生命力の衰え」＝「老化」のことである。

「腎虚」に陥ると、高血圧をはじめ、今述べた病気への罹患のリスクが高まる。

ひるがえると、**高血圧の予防、改善にはウォーキング、スクワットをはじめ、テニス、ハイキング、ダンス、水泳など何でもよいので、下半身の筋肉を鍛えて、若さを保つことがもっとも重要**ということになるわけだ。

そのような筋肉運動をすると、「タウリン」「一酸化窒素《いっさんかちっそ》（NO《エヌオー》）」など、血圧を下げる「降圧物質」の産生・分泌も増加する。

こうした物質は、血管を拡張し、また尿の出をよくすることで、水分と塩分を排出して血圧を下げる。

とりわけウォーキングをすると、先に示した筋肉運動の効果が得られる他、

(1) 下肢を巡る血液の量は、安静時の10倍以上になり、上半身の血液が下半身に降りてくることにより、血圧が下がる。

(2) ウォーキングにより下半身（尻、腰、太もも、ふくらはぎ）の筋力・筋量が増加すると、筋肉細胞内の毛細血管の数が増える。その結果、心臓の力（収縮期圧）に対する抵抗力が分散されて、血圧が下がる。

(3) 歩き終わった後の数時間～1日にわたり、エネルギー消費量が増える。その結果、血液中の糖（血糖）や脂肪が消費され、高脂血症・高血糖→動脈硬化→高血圧が予防できる。

(4) 歩くと、血行がよくなり、血管の内皮細胞から一酸化窒素など、血管を軟らか

年齢別の1日の目標歩数

年齢	分速 （1分間に歩く距離）	1日の 目標歩数	この歩数で 歩ける距離※
30代	85m	10000歩	6km
40代	80m	9000歩	5.4km
50代	75m	8000歩	4.8km
60代	70m	7000歩	4.2km
70代	60m	6000歩	3.6km

※身長160cm、歩幅60cmとして

くする物質の分泌が多くなる。その結果全身の動脈の硬化や高血圧を防ぎ、改善する。

これらの効果を上げるには、ウォーキングをはじめとする、1分間の脈拍が「120」未満の激しすぎない、持続的な有酸素運動がおすすめだ。

平均的に言って1日1時間くらいのウォーキングが最適であるが、年齢により、上に示すような歩数を目標にするとよい。

実践！　かんたん足運動

足を中心にした下半身の運動のメリットを述べてきた。

そこで、足の運動として、かんたんにできるものを以下に紹介する。

「好きなもの」「やりやすいもの」「持続できるもの」などの観点で選んでほしい。

（1）スクワット　10回×3セット／日（慣れたら増やしていく）

スクワットとは「しゃがみ込む」という意味で、次ページのように行う。下半身の筋肉のほとんどが鍛えられる。スクワットをすると腰や膝が痛むときは、後述するもも上げ運動や、カーフレイズをやるとよい。

（2）もも上げ運動　10回×3セット／日（慣れたら増やしていく）

スクワットをする前の準備運動にしてもよい。65ページのように行う。スクワットと同様、下半身の筋肉のほとんどが鍛えられるが、とくに腹筋運動になる。

かんたん足運動のやり方

(1)スクワット

10回×3セット／日

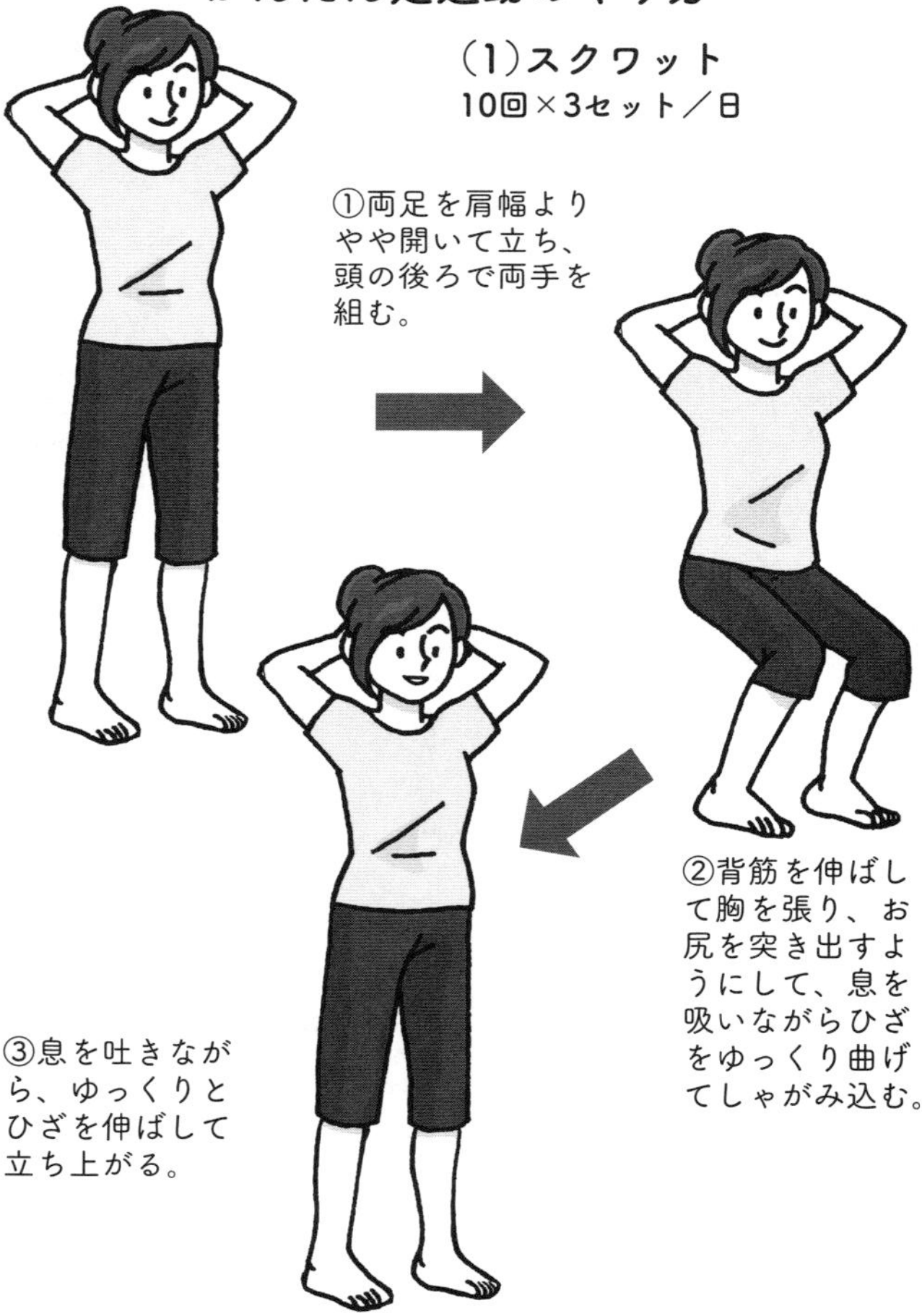

①両足を肩幅より
やや開いて立ち、
頭の後ろで両手を
組む。

②背筋を伸ばし
て胸を張り、お
尻を突き出すよ
うにして、息を
吸いながらひざ
をゆっくり曲げ
てしゃがみ込む。

③息を吐きなが
ら、ゆっくりと
ひざを伸ばして
立ち上がる。

※①〜③を10回行うのを1セットとし、セットの間は数秒〜数十秒ほど休んで
息を整える。筋力がついてきて物足りなくなったら増やすとよい。

(2) もも上げ運動

10回×3セット／日

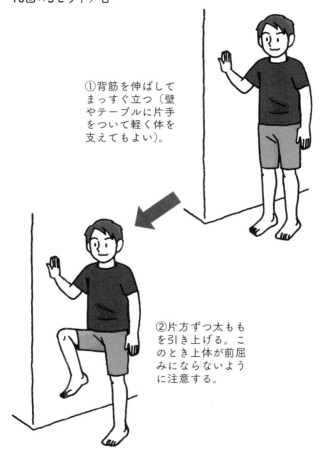

①背筋を伸ばしてまっすぐ立つ（壁やテーブルに片手をついて軽く体を支えてもよい）。

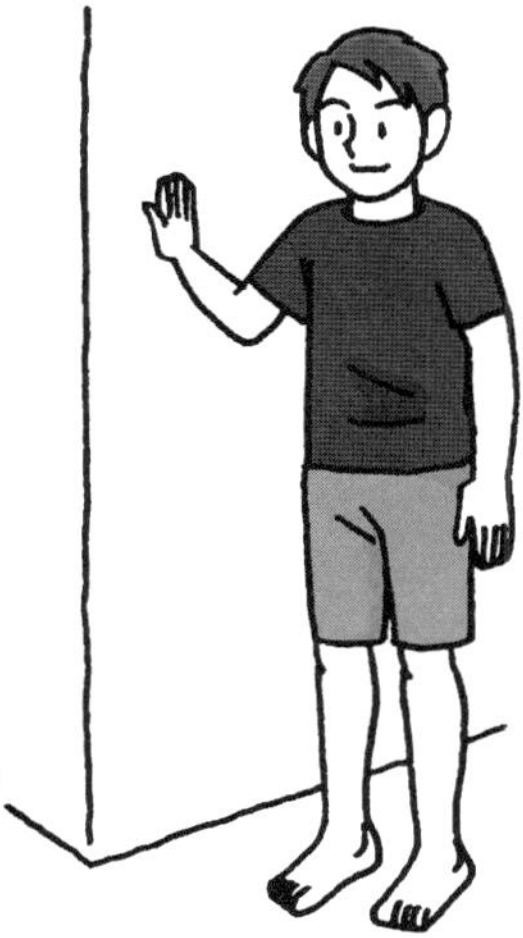

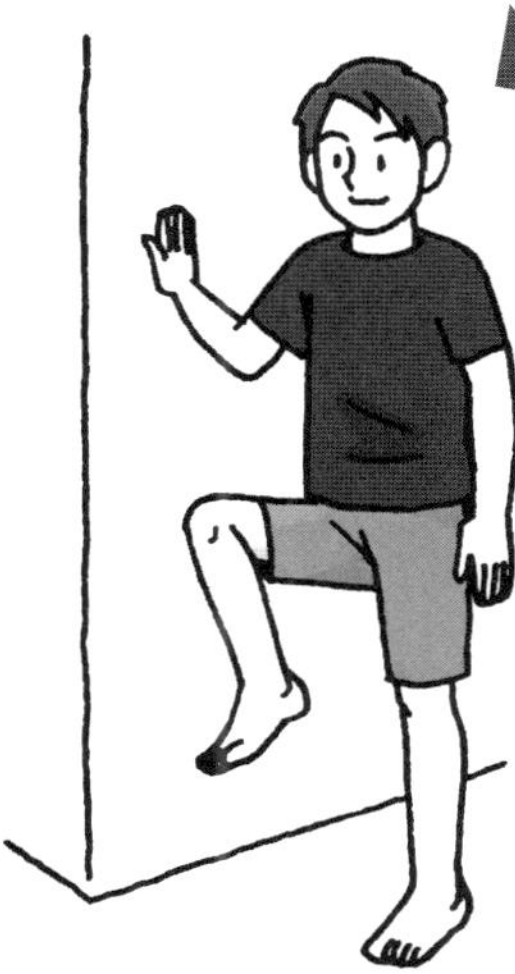

②片方ずつ太ももを引き上げる。このとき上体が前屈みにならないように注意する。

※左右交互に10回ずつを1セットとする。筋力がついてきて物足りなくなってきたら増やすとよい。

（3）カーフレイズ　10回×3セット／日（慣れたら増やしていく）

カーフレイズ（calf raise）は、calf（ふくらはぎ）、raise（上げる）の意味で、何のことはない「かかと上げ運動」のことだ。スクワットをする前の準備運動にしてもよく、左ページのように行う。

下半身の筋肉全体が鍛えられるが、とくに、ふくらはぎを刺激するので、ふくらはぎの筋肉のミルキングアクションによる下肢の血液の心臓への還流《かんりゅう》をうながし、血圧の低下、心臓病の予防、改善に大きな力を発揮する。

（4）手足ぶらぶら運動　50～100回／日（慣れたら増やしていく）

左ページのように行う。リラックス効果があるほか、手や下肢の血流がよくなり、また、手、下肢からの心臓への血液の環流もよくなって、高血圧の改善や予防に役立つ。

(3)カーフレイズ

10回×3セット／日

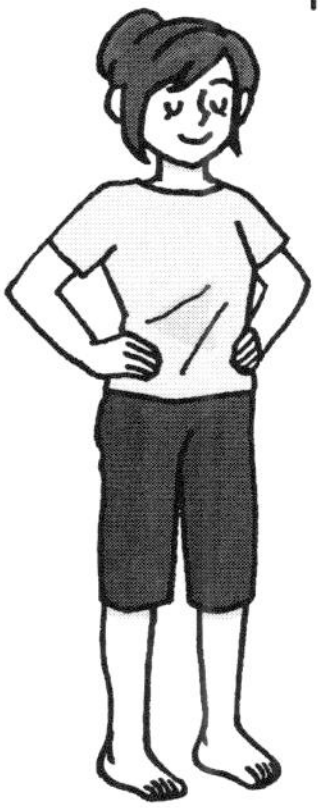

①両足を少し開いて背筋を伸ばして立ち、手を腰に当てる。

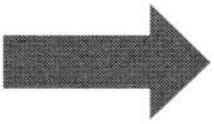

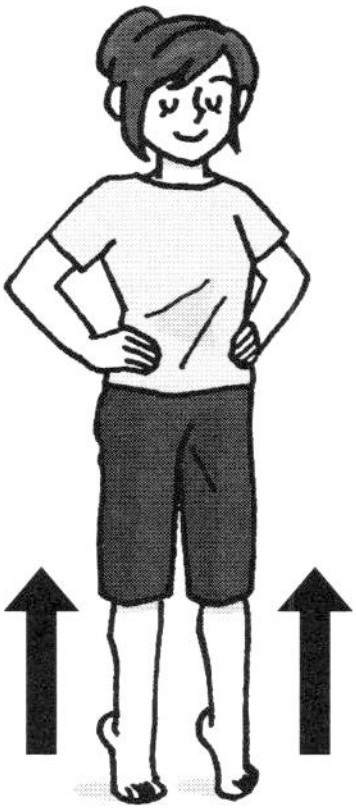

②その場でかかとを上げ下げする。

※①②を5〜10回を1セットとし、上げ下げは最初はゆっくりはじめ、徐々にスピードアップ。セット数も徐々に増やしていくとよい。

(4)手足ぶらぶら運動

50〜100回／日

①軽く足を開いて立ち、両肩の力を抜いて手をぶらつかせる。

②手をぶらつかせながら、片足ずつ力を抜いて、ぶらぶらさせる。

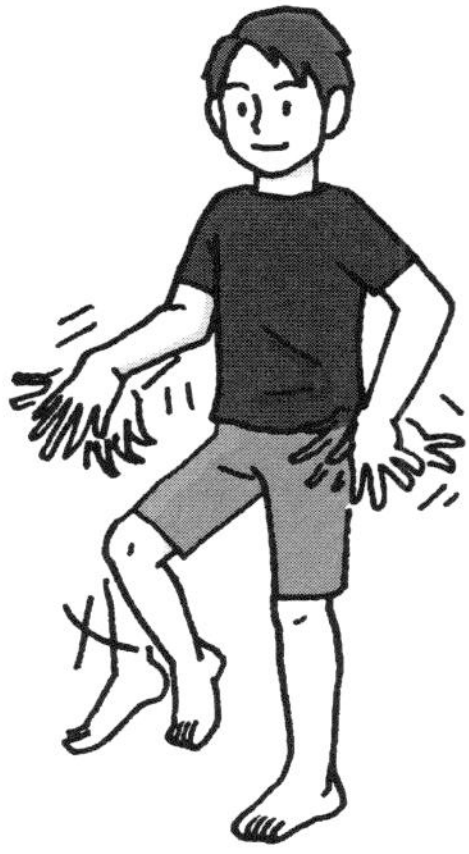

（5）腰かけ足踏み運動　10回×3セット／日（慣れたら増やしていく）

左ページのように行う。歩いたり、立位の姿勢を保つのも困難な人には、最適の下半身の鍛練になる。

（6）足の裏叩き運動　50～100回／日（慣れたら増やしていく）

左ページのように行う。

足の裏は第二の心臓とも言われるし、下半身への血液の流れの折り返し地点でもある。

足の裏をトントンと叩くと、下肢への血流や心臓への還流がよくなり、血圧を下げるのに有益である。

(5)腰かけ足踏み運動
10回×3セット／日

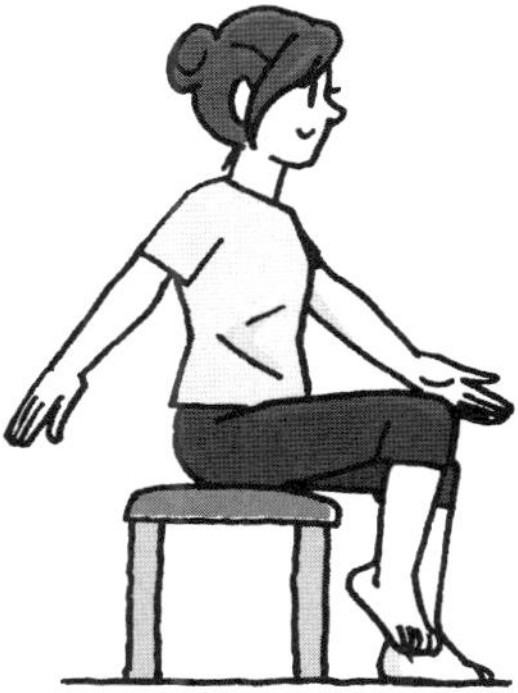

①椅子に腰かける。

②その状態で両腕を前後に振りながら両ひざを上下に交互に動かし、足の指で床を軽く蹴るのを2分間続ける。

(6)足の裏叩き運動
50〜100回／日

①椅子に座る。

②その状態でこぶしで足の裏をトントンと叩く。片足が終わったら、もう片方も同様に行う。

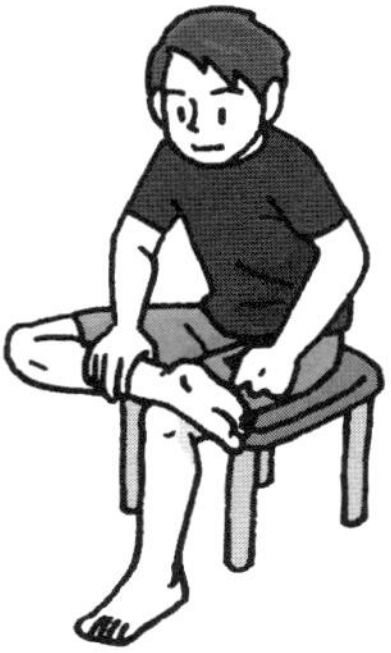

（7）下肢のアイソメトリック運動　3〜5セット／日（慣れたら増やしていく）

ふつうの運動は、筋肉（繊維）を収縮させながら行うが、一定の姿勢を保つ運動は、筋肉（繊維）の長さを変えないで行うので、iso-metric（iso＝同じ、meter＝長さ）運動という。具体的なやり方は左ページを参考にしてほしい。

効率よく、下肢の筋肉を鍛えられるので、「一酸化窒素」の内皮細胞からの分泌をうながして、動脈を軟らかくできる。

（8）フラミンゴ運動　1〜3セット／日（慣れたら増やしていく）

「1本足で、1分ずつ立つ」というフラミンゴ運動を行うと、約50分歩いたのと同じ運動効果が得られるとされている。

左ページを参考に、手を壁やテーブルに軽くつけて、体を安定させるとよい。

(7)下肢のアイソメトリック運動

3〜5セット／日

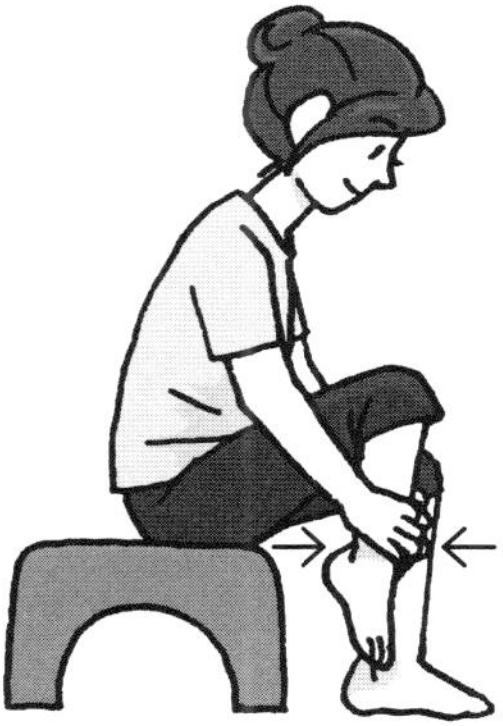

①椅子に座る。

②その姿勢で、両手で片方の足首（甲側）を持って引き寄せる。

③その状態で、下肢を反対方向へ伸ばすように力を入れる。

④両手足のそれぞれ持てる力の60〜70％の力を入れて、7秒間同じ姿勢を保つ。

※①〜④で1セットとし、少し休憩を入れながら行う。

(8)フラミンゴ運動

1〜3セット／日

①片足立ちをして、1分間同じ姿勢を保つ。

②逆の足でも同じように1分間同じ姿勢を保つ。

※①〜②を1セットとする。
※ぐらつく場合は、手を壁やテーブルに軽くつけて行う。

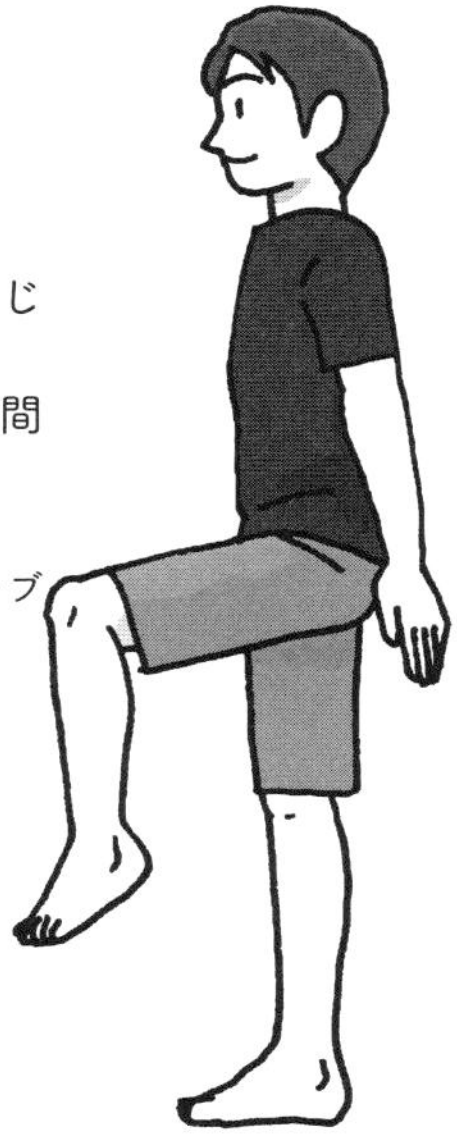

（9）ふくらはぎマッサージ
3セット／日

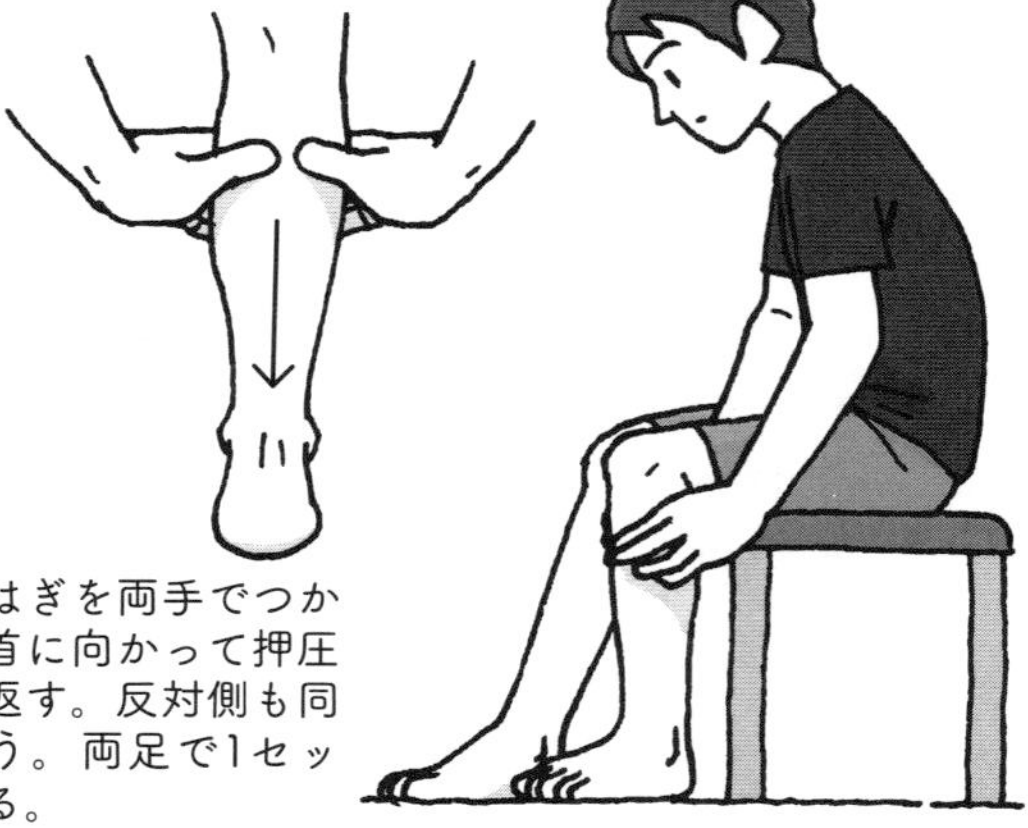

ふくらはぎを両手でつかみ、足首に向かって押圧をくり返す。反対側も同様に行う。両足で1セットとする。

（9）ふくらはぎマッサージ
3セット／日（慣れたら増やしていく）

ふくらはぎを両手でつかみ、足首に向かって押圧をくり返す。反対側も同様に行う。

「ふくらはぎマッサージ」の考案者は、米国オハイオ州トランバル・メモリアル病院で、救急外科部長をされていた故・石川洋一医師である。

点滴がスムーズに落ちていかない重症患者のふくらはぎが異常に冷たかったので、さすってあげたところ、点滴がスムーズに落ちはじめて、患者の容体が改善していったことがきっかけで、やがて外科医をやめて、「ふくらはぎマッサージ健康法」を世に広めるようになった、という。

人間の血液は、重力の影響で、その70％が下半身に集まっている。

日頃は歩いたり、足ぶみすることで、ふくらはぎの筋肉が収縮と弛緩をくり返す。その中を走っている血管も収縮と拡張をするミルキングアクションにより、下半身の血液を心臓に環流させている。

運動不足や加齢によりふくらはぎの筋肉が衰えると、ミルキングアクションが十分に作動せず、下半身の血液の心臓への環流が悪くなり、足（脚）のむくみや冷え、膝や腰の痛みが生じる。

それが続くと、高血圧や心臓病にもかかりやすくなる。

よって、「カーフレイズ」や「ふくらはぎマッサージ」などを行うと、全身の血流がよくなり、高血圧、心臓病、筋肉や関節のコリや痛みを改善する原動力になる。

有酸素運動と無酸素運動、どちらがよいか？

とにかくかんたんにできる運動を紹介してきたが、「有酸素運動と無酸素運動、どちらが健康によいでしょうか？」と聞かれることがよくある。

ウォーキング、ジョギング、エアロビクス、競争を度外視して楽しむテニス、スイミング等々、十分に息（酸素）を吸い込みながら、ある程度長くやる運動は「aerobics《エアロビクス》（有酸素運動）」という。「aero《エアロ》」＝空気の意味だ。

逆に、100メートル走、相撲、ウエイトリフティングなど、息を止めて、力んでやる運動は、空気（酸素）の吸入を一時止めてやる運動なので、「anaerobics《アネロビクス》（無酸素運動）」という。

無酸素運動は、交感神経が緊張して、血圧が上昇する。

よって、若いときに競技でやるのはよいだろうが、ある程度の年齢の人が、血圧低下を目的にやる運動ではない。

ただ、さほど力まないで、回数をくり返してやる筋肉（ウエイト）トレーニングは、呼吸をしながら（酸素を吸い込みながら）行っているので、有酸素運動と言ってもよく、筋肉も発達し、先に記した筋肉運動の効果により、血圧の降下が期待できる。

速歩で脳卒中の発症が減る

血圧を適正に保つための最大の目的は、脳卒中、心臓病などの心臓・循環器系病気を防ぐことである。

米国ハーバード大学・公衆衛生のリー博士らが、1977年に同大を卒業した1万1000人について、1990年代に脳卒中（出血、梗塞）で倒れた人について調べたところ、運動しない人に比べて、

（1）速歩で毎日1時間歩く人は、脳卒中の発症が46％低い
（2）速歩で毎日30分歩く人は、脳卒中の発症が24％低い

という結果が得られた。

他に、散歩、ダンス、サイクリング、庭仕事なども脳卒中予防に有効であることが

150キロカロリーを消費する運動

運動	運動の時間（目安）
散歩	45分
速歩	32分
ジョギング	20分
ラジオ体操	45分
水泳	15分
ゴルフ	37分
なわとび	11分
サイクリング	34分
テニス	22分
草取り	45分
掃除	45分
入浴	45分

わかった。

米国カリフォルニア・ベックマン研究所のソフィア・ウォン教授らは、1996年から2010年まで13万3500人を対象に「カリフォルニア教師研究」を行った。

こちらでも、ウォーキングなど、適度な運動をしている人たちは、運動していない人たちに比べて、脳卒中の発症が20%低かったという。本格的なランニングなど、激しい運動をしている人たちでは、発症リスクが低下することはなかったので、脳卒中の予防には、ウォーキングまたは早歩きなどの中等度の運動で十分とのこと。

このように、高血圧や、それを要因として起こってくる脳卒中も、次項で述べるグーパー運動や家事、ウォーキング等々のほんの軽度の運動により、かなりの確率で予防できることがわかる。

『Medicine & Science in Sport & Exercise（スポーツと運動の医科学）』誌によると、28人の被験者に、1日約150キロカロリーを消費する家事をさせたところ、「2日後に13㎜Hgの血圧の低下が確かめられた」という。

ただし、この降圧効果は8時間しか続かないので、持続的に血圧を下げるには、毎日、前ページの表のような家事や運動をする必要がある。

「結んで開いて」で血圧が下がった！

忙しくてウォーキングができないという方には、手軽にできる運動がある。

グーパー運動

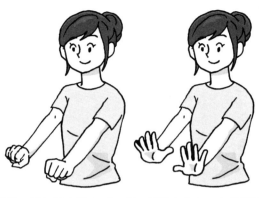

両腕を胸の前に突き出して、指の根元からしっかり両手でグーパーする。

カナダのマクマスター大学で、（1）被験者30人に、週3回、1度に10回のグーパー運動を、8週間続けさせたところ、「上（収縮期）の血圧が低下した」また、「エコー（超音波検査）で頸動脈《けいどうみゃく》の硬化が改善し、弾性が増した」（2）降圧剤を服用している8人の高血圧患者（平均年齢62歳）に、「1日4回、1回2分間、グーパー運動を8週間続けさせたところ、上の血圧が顕著に下がった」という研究結果が発表されている。

グーパー運動により、末梢血管の血行がよくなり、血圧が下がったと推測される。

3章

血圧を下げる食べ物、ミネラル

マグネシウムの多い食品
（mg／可食部100gあたり）

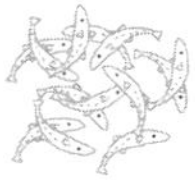

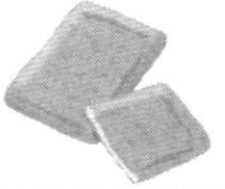

水分40％以上の食品								水分40％未満の食品	
なまこ	160	納豆	100	ひきわり納豆	88	赤味噌	80	あおさ（乾）	3200
しらす干し（半乾燥）	130	がんもどき	98	バイ貝	84	ホッキ貝	75	あおのり（乾）	1300
豆味噌	130	こんぶ佃煮	98	あみ塩辛	82	ミル貝	75	わかめ（素干し）	1100
油揚げ	130	いくら	95	はまぐり	81	米味噌（白）	75	ひじき（乾）	620
ゆで大豆	110	はまぐり佃煮	95	湯葉（生）	80	とんぶり	74	こんぶ（乾）	540
粒入りマスタード	110	のり佃煮	94	たくあん	80	牡蛎（生）	74	干しエビ	520
いわしの丸干し	100	桜エビ	92	すじこ	80	イガイ	73	とろろこんぶ	520
あさり	100	ツブ貝	92	しらす干し（微乾燥）	80	キンメダイ	73	ピュアココア	440

健康維持のためには、運動に次いで、食べ物や食べ方も非常に重要である。
ここで、血圧を下げるための食べ物や栄養素を紹介しておこう。

天然のカルシウム拮抗剤「マグネシウム」

「マグネシウム」は、カルシウムとともに骨を作ったり、血流をよくしたり、血圧を安定させるミネラルである。現代人は不足しがちだ。

血液中のカルシウムが、血管の壁を構成している筋肉細胞に入り込むと、血管

カリウムの多い食品
（mg／可食部100gあたり）

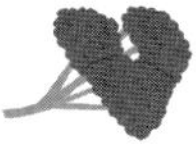

水分40％以上の食品								水分40％未満の食品	
パセリ	1000	ザーサイ	680	里芋	560	アユ(天然/焼)	510	こんぶ(乾)	5300
豆味噌	930	納豆	660	アシタバ	540	ニラ	510	わかめ（素干し）	5200
よもぎ	890	キュウリぬか漬け	610	カブの葉ぬか漬け	540	たくあん	500	とろろこんぶ	4800
こんぶ佃煮	770	ヤマトイモ	590	焼き芋	540	タイ（焼）	500	ひじき(乾)	4400
アボカド	720	ぎんなん	580	ニンニク	530	カブ（根）ぬか漬け	500	ベーキングパウダー	3900
ひきわり納豆	700	大豆(ゆで)	570	モロヘイヤ	530	シソ	500	インスタントコーヒー粉	3600
ホウレンソウ	690	ホヤ	570	からし菜漬け	530	チリソース	500	あおさ(乾)	3200
ゆりね	690	中国栗	560	オカヒジキ	510	アジ（焼）	490	切り干しダイコン（乾）	3200

を収縮させて血流を悪くし、血圧を上昇させる。

降圧剤《こうあつざい》のひとつである「カルシウム拮《きっ》抗剤《こうざい》」は、カルシウムが血管壁の筋肉細胞に取り込まれるのを阻止し、血管の収縮を防いで、血圧を下げるクスリである。

マグネシウムは、血圧を下げる「天然のカルシウム拮抗剤」と言える。

むくみも防ぐ「カリウム」

「カリウム（K）」は、排尿をうながし、腎臓からナトリウム（Na＝塩分）と、水分を排泄して血圧を下げるミネラルだ。

カリウムは、**野菜**（**トマト、ホウレンソウなど**）、**果物**（**バナナ、アボカドなど**）、**海藻、豆類、芋類など**に多く含まれている。

高血圧予防には、１日「３５００ミリグラム」のカリウム摂取が推奨されている。

キュウリなどに含まれる「イソクエルシトリン」「サポニン」「イヌリン」

カリウムと同じく、強力な利尿作用で、むくみや高血圧に効く成分として、**キュウリ**や**スイカ**などウリ科の植物に含まれる有機化合物「イソクエルシトリン」がある。

また、**あずき**に多く含まれるファイトケミカル「サポニン」も同様で、漢方ではあずきを「赤小豆《せきしょうず》」といい、脚気《かっけ》、心臓病、腎臓病など「むくみ」の病気に用いられる。赤飯やおしるこを食べる、あずき茶（あずき50グラムを水６００ccに入れて半量になるまで煎じる）を飲む、などを励行すると、塩分と水分の排泄をうながし、降圧効果が発揮される。

ゴボウや**ヤマノイモ**（**ナガイモ**でも可）に含まれる「イヌリン」（オリゴ糖の一種）

ビタミンPを多く含む食品

Pの種類（例）	ヘスペリジン	ルチン	ケルセチン
多く含む食品	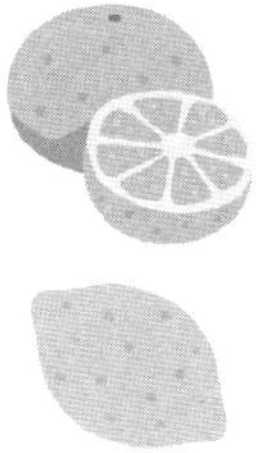 ミカン、レモン、グレープフルーツなど	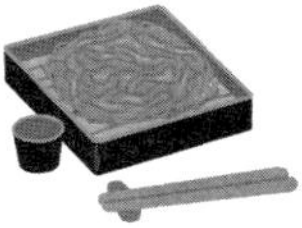 そば	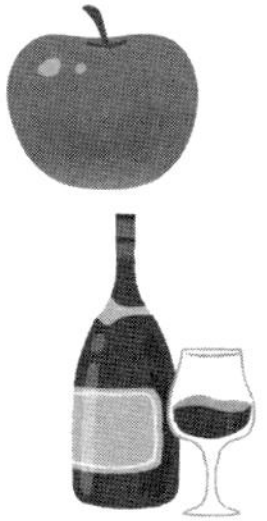 赤ワイン、玉ネギ、緑茶、リンゴなど

その他、ピーマン、ブロッコリー、トマトにも多く含まれる。

にも、強力な利尿作用があるので、血圧を下げる効果が期待できる。

血管壁を強くする「ビタミンP」

「ビタミンP」は、ひとつの物質ではなく、**ルチンやヘスペリジン、ケルセチンなどのフラボノイド（ポリフェノールの一種）の総称で、血管壁を強くする作用がある。**

ビタミンPは、

①**血管壁の弾力性を保つ。**
②**血液の流れをスムーズにする。**
③**血圧を下げる。**

などの働きがある。

ACE阻害剤と同様の「カテキン」

「お茶の渋みのもと」が、「カテキン」である。

赤ワインやココアに含まれる健康成分として「ポリフェノール」が話題にのぼるが、カテキンもポリフェノールの仲間でもある。

カテキンを多く含む食品

1位　緑茶
2位　番茶
3位　ほうじ茶
4位　紅茶
5位　ウーロン茶

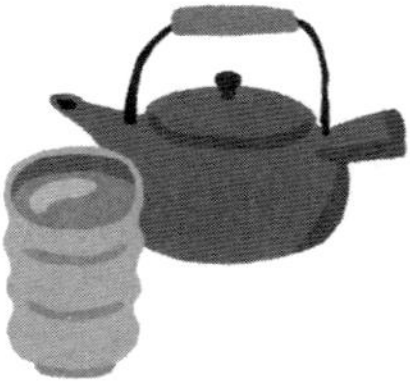

ポリフェノールは、植物の葉、茎、樹皮、花、果皮、種子に含まれていて、植物が作り出す色素や防御成分の総称だ。

カテキン（無色）は、酸素や熱が加わると、重合して「タンニン」という苦くて渋い物質に変わり、褐色に変色する。

リンゴや桃、バナナの皮をむくと変色

EPAを多く含む魚（mg／可食部100gあたり）

マグロ（脂身）	1972	ウルメイワシ	275
マイワシ	1381	ニジマス	247
サバ	1214	カレイ	210
ブリ	898	アユ	201
サンマ	844	コイ	159
ウナギ	742	マダイ	157
サケ	492	ヒラメ	108
アナゴ	472	カツオ	78
イカナゴ	454	イカ	56
アジ	408	タラ	37

『お魚ぴちぴち健康法』（石原結實）／善本社より

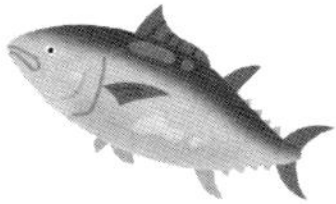

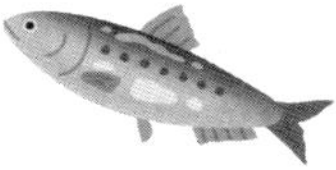

するのはこのカテキンのせいで、葉や未熟な果実を虫や小鳥などの小動物から守る働きがある。

カテキンは、その強力な抗酸化作用で、「動脈硬化や心筋梗塞を防ぐ」ことはよく知られているが、血圧を下げる「ACE阻害剤《そがいざい》」と同様の効果も持っているという。

魚に含まれる油①「EPA」

EPA《イーピーエー》は、炭素原子（C）を10個持つ「多価不飽和脂肪酸《たかふほうわしぼうさん》」で、最近、話題の「オメガ3」の一種。

①血管を拡張して血流をよくする。
②血小板の凝集を抑制して血栓を防ぐ（血液をサラサラにする）。
③血液中の中性脂肪を低下させる。
④動脈硬化を防ぐ、善玉（ＨＤＬ）コレステロールの肝臓での合成を促進する。
⑤総コレステロールを低下させる。
⑥赤血球変形能（赤血球の直径＝約７μ《ミクロン》より細い血管を赤血球が通るとき、身をよじって通過しようとする能力）を促進させて血栓を防ぐ。

などの作用により血圧を下げる。

サバ、マイワシ、ブリ、サンマなどの魚に多く含まれている。

魚に含まれる油②「ＤＨＡ」

「ＥＰＡ」とともに魚類に含まれている不飽和脂肪酸のひとつである「ＤＨＡ《ディーエイチエー》（ドコサヘキサエン酸）」も、話題のオメガ３の一種である。

DHAを多く含む魚（mg／可食部100gあたり）

マグロ（脂身）	2877	ウルメイワシ	633
ブリ	1784	イカナゴ	615
サバ	1781	カツオ	310
サンマ	1398	マダイ	297
ウナギ	1382	コイ	288
マイワシ	1136	カレイ	202
ニジマス	983	ヒラメ	176
サケ	820	イカ	152
アジ	748	アユ	136
アナゴ	661	タラ	72

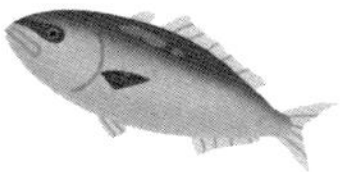

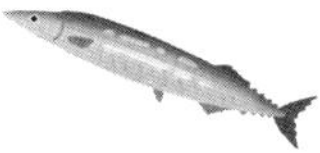

『お魚ぴちぴち健康法』（石原結實）／善本社より

①動脈硬化をうながす悪玉（LDL）コレステロールの低下作用。
②中性脂肪の低下作用。
③血管壁を柔軟にする作用。

により、血圧を下げる他、脳の構成成分のひとつとして、脳神経細胞の発現に重要な働きをしている。

EPAと同様、**ブリ、サバ、サンマ、マイワシ**などの魚に多く含まれている。

エビ、カニ、イカ、タコ、貝に含まれる「タウリン」

「魚介類には、コレステロールが多く含ま

山村教授が測定したコレステロール含有量

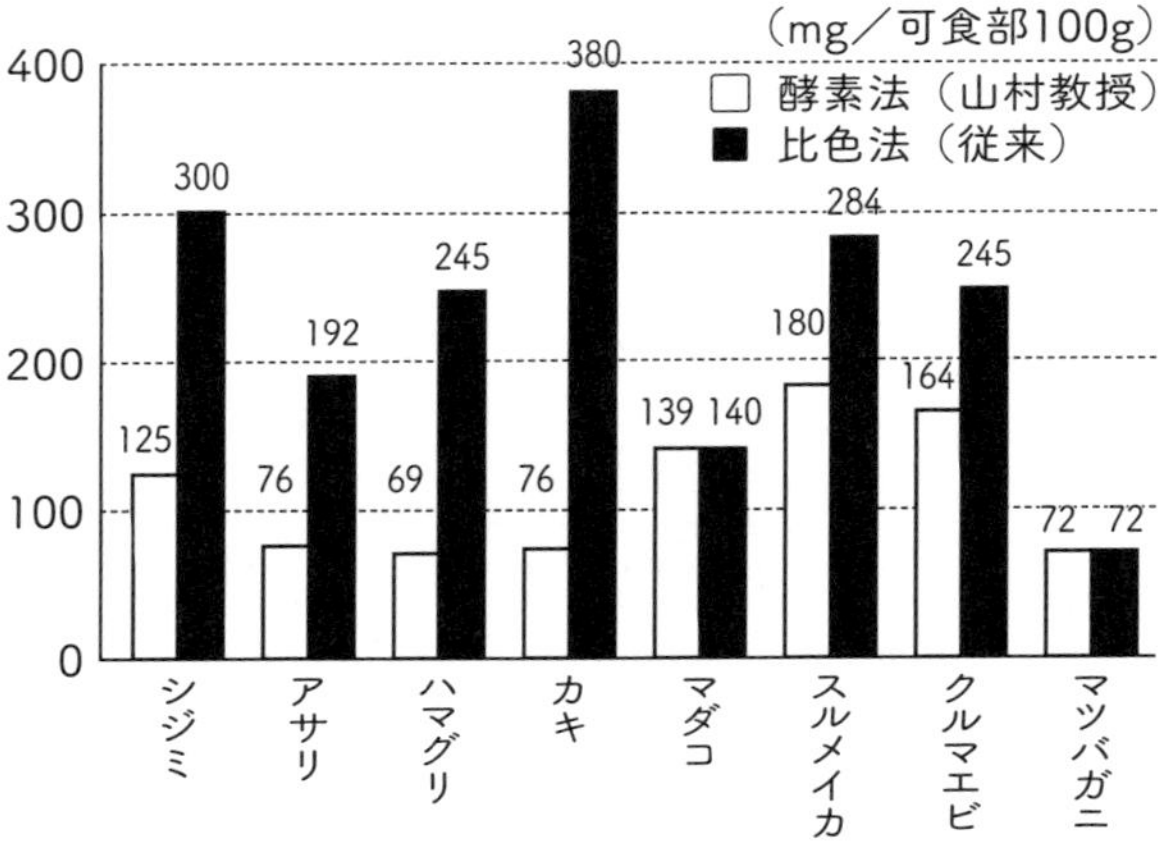

れている」とされ、長い間忌避されてきたが、1977（昭和52）年当時の大阪大学内科の教授で、後に学長もされた山村雄一医学博士が従来の「比色法《ひしょくほう》」から、より鋭敏な「酵素法《こうそほう》」でコレステロールを測定したところ、上の表のごとく、魚介類のコレステロール含有量は意外と少ないことが明らかにされた。

比色法では、コレステロールと化学構造のよく似た物質をコレステロールとして間違って測定していたため、魚介類のコレステロール含有量が高かったという。

そのうえ、こうした魚介類（**エビ、カニ、イカ、タコ、貝**）には、イオウ（S）

タウリンを多く含む魚(mg/可食部100gあたり)

マグロ(血合い肉)	945	真サバ(血合い肉)	293
サザエ	749	クルマエビ	268
アサリ	561	マダイ	230
ホタテ貝	543	アジ	206
アワビ	453	ヒラメ	171
ズワイガニ	450	カツオ	167
タコ	410	真サバ(普通肉)	144
カキ	390	マダラ	135
赤貝	389	マフグ	123
シジミ	329	キンキ	120
イカ	326	マグロ(普通肉)	44

女子栄養短期大学・國崎直道教授の測定を抜粋

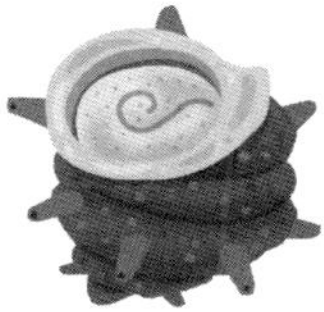

を含む遊離アミノ酸の「タウリン」が多く含まれ、さまざまな効能があることが明らかになっている。

【タウリンの効能】

①血圧を下げる。
②血中のコレステロールを下げる。
③肝臓の解毒能力を高める、胆石を溶かす。
④強心作用を発揮する。
⑤不整脈を改善する。
⑥インシュリンの分泌をうながし、糖尿病を防ぐ。
⑦アルコールの害を防ぐ。
⑧筋肉の疲労を取る。

⑨精力を増進させる

⑩視力の回復をうながす

タウリンは、人体の中では筋肉、心筋、ひ臓、肺、脳、骨髄、肝臓、血液、目などあらゆる臓器に存在し、生命活動の維持に不可欠である。しかし、体内では少量しか合成されない。

「海藻」の降圧効果――食物繊維、EPA、タウリン、アミノ酸、フコイダン

食物繊維は「人間の腸の中で消化も分解もされない」が、「腸の中でだぶついて」おり、そのおかげで「血液に吸収されると、高血圧をはじめさまざまの病気の要因となる塩分、コレステロール、糖、ダイオキシン、発ガン物質、化学物質をからめ取って大便とともに排泄させる」作用がある。食物繊維は、**根菜**、**未精製の玄米**、**黒パン**、**きのこ**、**豆類**に多く含まれるが、とくに海藻類での含有量は群を抜いている。

ワカメ、**コンブ**、**ノリ**を水につけると「ヌメリ」が出てくるが、これは「アルギン

食物繊維を多く含む食べ物（g／可食部100gあたり）

キクラゲ	57.4	枝豆	5	ソラマメ	2.6
ひじき（乾）	51.8	アボカド	5.3	キウイフルーツ	2.5
干しシイタケ	41	ライ麦パン	5.6	ホウレンソウ	2.8
かんぴょう（乾）	30.1	オクラ	5	サツマイモ	2.2
切り干しダイコン	21.3	ブロッコリー	4.4	サトイモ	2.3
大豆（乾）	17.9	シメジ	3.7	こんにゃく	2.2
干し柿	14	西洋カボチャ	3.5	イチジク	1.9
おから	11.5	エリンギ	3.4	寒天	1.5 （角寒天74.1）
アーモンド	10.1	ブルーベリー	3.3		
オートミール	9.4	タケノコ（生）	3.3	リンゴ	1.4
甘栗	8.5	トウモロコシ	3	イチゴ	1.4
納豆	6.7	しらたき	2.9	玄米	1.4
ゴボウ	5.7	日本カボチャ	2.8	バナナ	1.1

『日本食品成分表2017　七訂　本表編』（医歯薬出版）より

酸」（水に溶ける食物繊維）で、強力な血圧低下作用がある。

海藻には、ＥＰＡなどの「不飽和脂肪酸」も含まれていて、降圧（血圧降下）、抗血栓、抗コレステロール作用がある。

また、コンブの旨味の成分「ラミニン」（アミノ酸）の降圧効果は有名だし、ノリのタウリンにも降圧、抗血栓、強心作用がある。

褐藻類《かっそうるい》（コンブ、ワカメ、ヒジキ、モズク）に含まれる「フコイダン」は、ヘパリンと同じく抗血栓（血液サラサラ）作用を有し、血圧を下げる。

「味噌」と「醤油」は、血圧を下げる

「味噌や醤油は塩分が含まれているから、摂りすぎると高血圧や動脈硬化を促進する」などと一般の医学や栄養学では信じられている。

日本人の健康と優秀さの源泉とも言うべき「大豆」製品の代表である味噌や醤油に対して、とんでもない言いがかりである。

共立女子大学の上原誉志夫教授らが、2013年の「日本高血圧学会」で「習慣的味噌汁摂取が、血管年齢に与える影響」という研究発表をされた。

それによると、「都内の病院で人間ドックを受けた男性100人」を対象に「味噌汁を飲む頻度と血圧の関係」を調べた結果、何の相関関係もなかったという。

それどころか、**「味噌汁を毎日1杯飲む生活を長年続けると、年齢が10歳若返る」**ことがわかったとのこと。

同教授が、ネズミを使って実験したところ、味噌汁を摂取すると、

①食塩が効果的に尿中に排泄される

②味噌が血管を拡張する作用がある

ことから、むしろ抗高血圧（血圧を下げる）的に働くことがわかったという。

味噌汁	血圧
1杯未満	130・5㎜Hg
4杯未満	131・2㎜Hg
7杯未満	129・9㎜Hg
7杯以上	126・7㎜Hg

と、なんと味噌汁の摂取が多い人ほど血圧が低い傾向が見てとれる。

「味噌汁の摂取と高血圧の発生率」にも関連性は認められなかったとのこと。

これまでにも味噌汁には動脈硬化や心不全の予防効果があるという研究論文も散見されたが、上原教授のご研究や日本内科学会誌の論文は、こうした研究の正しさを証明した。

ちまたでは「減塩味噌より通常の塩分濃度の味噌の方が売れ行きがよい」というのも、食べる人の「健康を増進しようとする」本能がちゃんと、その価値を判断しているとも言える。

シンガポール大学のバリー・ハリウェル教授らが、醤油には「食後の血流をよくする効果がある」「老化や万病の元とされる活性酸素を除去する抗酸化力が、赤ワインの10倍、ビタミンCの150倍もある」と発表している。

両方とも「抗・高血圧」「抗動脈硬化」的に働く作用である。

「納豆」の多岐にわたる健康効果

納豆に含まれる「ナットウキナーゼ」は、血栓を防ぎ、血液をサラサラにすることで降圧効果を発揮する。

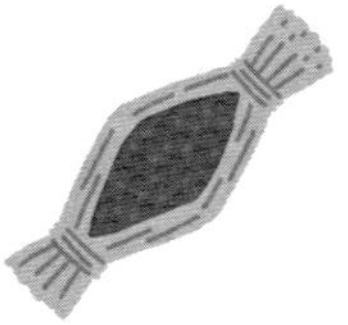

納豆に含まれる「大豆タンパク」は「アディポネクチン」（脂肪細胞や筋肉より分泌される若返りホルモン。マイオカインの一種）の合成をうながして、降圧効果、抗

動脈硬化効果を発揮する。

その他、納豆には骨の強化（ビタミンK_2の作用）、腸内のビフィズス菌の増殖をうながして、便通の促進、免疫力の増強、大腸ガンの予防（オリゴ糖の作用）等々、多岐にわたる健康効果がある。

陽性体質の高血圧には「酢」

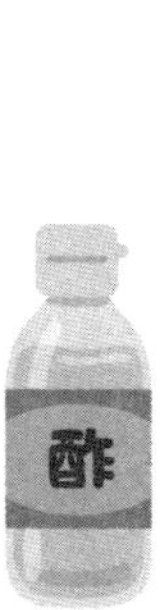

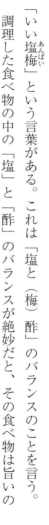

「いい塩梅《あんばい》」という言葉がある。これは「塩と（梅）酢」のバランスのことを言う。調理した食べ物の中の「塩」と「酢」のバランスが絶妙だと、その食べ物は旨いのである。
漢方医学では、「塩」は陽性食物の代表、「酢」は陰性食物の代表である。
よって、塩分摂取過剰で、高血圧を患っている陽性体質には、酢は降圧効果があると言えよう。
酢には20種以上のアミノ酸が含まれ、そのうち7種類は「抗肥満アミノ酸」と言われ、肥満を防ぎ、コレステロールを低下させる。

そこで、肥満症で高血圧を患っている人にも、酢は効果的である。

アメリカ東北部にあるバーモント地方には長寿者が多く、高血圧、心臓病、糖尿病、ガンなどの生活習慣病が少ないことが知られていた。

その理由は「リンゴ酢とハチミツを小さじ2杯ずつコップに入れ、水に溶かして飲む」健康法にあるとのこと。

グラス2杯以下の「アルコール」

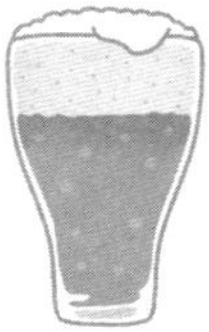

「適酒（ほどよい飲酒）」は、血管を拡張させて血行をよくし、血圧を下げる。また、動脈硬化を防ぐ善玉（ＨＤＬ）コレステロールの肝臓での合成をうながし、また、血《けっ》管内《かんない》皮《ひ》細胞《さいぼう》から「ウロキナーゼ」（血栓を防ぐ、血液をサラサラにする酵素）の産生を増やす。
しかし、「飲酒過多（飲みすぎ）」は心拍数を上げ、心臓に負担をかけ、血圧を上昇さ

せる。また、連日の飲酒過多は、摂取カロリー過多→肥満病→血圧上昇にもつながる。

「適酒」がどのくらいかは、調査・研究する医学者が上戸《じょうご》（酒好きの人）ならば日本酒換算で「2合」程度という結果が出ることが多い。逆に下戸《げこ》（酒に弱い人）が研究すると同じく「1合」という結果になる。

日本高血圧学会では「エタノール換算で1日20〜30mℓに抑えるべき」としている。

そうすると、

日本酒……1合（180mℓ）
ビール……大びん1本（633mℓ）
焼酎（25度）……コップ7分目
ワイン（赤）……グラス2杯（220mℓ）
ウイスキー・ダブル……1杯（60mℓ）

くらいしか飲めないことになる。

しかし、アルコールに「強い体質」と「弱い体質」の人がいらっしゃる。それは二日酔いの原因物質の「アセトアルデヒド」（アルコールの代謝物質）を肝臓で解毒する能力の強弱で決まる。

アルコールが自分の体に有害になりつつあるかどうかは、血液検査の肝機能の項の1つ「γ《ガンマ》-GTP《ジーティーピー》」の値で判断するのもひとつの方法だろう。正常範囲（50u／l）を超えるなら、アルコールの摂取を控えたほうがよい。逆に少々の「アルコール過飲」でもγ-GTP値が正常範囲内なら、大丈夫ということにもなる。

「酒は百薬の長」「Wine is old man's milk（ワインは老人のミルク）」という金言がある。

適酒をすれば、

①ストレスを発散し、睡眠をよくする。
②ガン抑制効果。
③善玉（HDL）コレステロールを増やし、狭心症、心筋梗塞を防ぐ。
④脳卒中を防ぐ。

⑤**糖尿病のコントロールを良好にする。**
⑥**脳の血流をよくして、ボケや認知症を防ぐ。**
⑦**胃液の分泌をよくして食欲を増す。**

などの効能が医学的に明らかにされている。

なお、アルコールの種類によってそれぞれの特徴がある。


㋑リンゴ酒……カリウムを多く含み、血圧を下げる。

㋺焼酎……ウロキナーゼの産生力が最強で、心筋梗塞、脳梗塞を防ぐ。

㋩赤ワイン……紫色素（レスベラトロール＝ポリフェノールの一種）が心筋梗塞を防ぐ。長寿遺伝子を活発化させる。

㋥白ワイン……食中毒菌（サルモネラ、大腸菌）を殺菌する。

㋭ラガー・ビール……ミネラル、シリコンを多く含み、骨を強化する。

㋬黒ビール……大麦由来の食物繊維が強力な整腸作用を発揮する。

㋣ウイスキー……香気成分が気分をリラックスさせる。

さて、オランダのユトレッヒ・ユリウス健康科学初期治療センターのユリーネ・W・J・ボイレンス博士らは、「1975年以降に、高血圧を発症した40～75歳の男性1万1700人」について、1986年から2002年の16年間追跡調査を行った。

その間、653人が心臓発作を起こし、うち279人が死亡した。

「まったく飲酒しない人」に比べて、1日グラス1杯の飲酒をする高血圧患者は32％、1日グラス1～2杯の飲酒をする高血圧患者は28％、心臓発作のリスクが少なかったという。

もっともよく飲まれていたのは蒸留酒（ブランデー、ウイスキー）で、次にビール、ワインだったとのこと。

高血圧の治療の最大の目的が「心臓病や脳卒中など、心臓血管循環器病の予防」であることを考えると、グラス2杯以下の適酒は、高血圧患者におすすめということになる。

「一杯は人酒を飲む、二杯は酒酒を飲む、三杯は酒人を飲む（はじめは楽しく飲んでいるが、しだいに人が酒に飲まれてしまう)」と、昔の人は適切なアルコールの量を言いあてている。

一般的に、日本酒にして1~2合が適酒ということになるようだ。

心臓病死が減る「ココア」

ココアには抗酸化物質のカテキン類、食物繊維(リグニン)、カリウム、マグネシウムなどが豊富に含まれている。

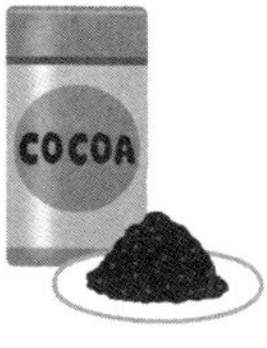

オランダのフェーケンス博士、コーク博士、クロムホラト博士は、65~84歳の男性470人を対象に1985年から15年間にわたり「ココアの摂取と血圧」について追跡調査した。

その結果、「①ココア摂取量がもっとも多いグループ」は、「②ココアの摂取量がもっとも少ないグループ」に比べて「上の血圧が3・7㎜Hg」「下の血圧が2・1㎜Hg」低いことがわかった。

15年間中、314人が死亡、そのうち152人は「心臓病死」であったが、①は②に比べて「心臓血管病による死亡」が2分の1と少なく、あらゆる死因による死亡も少なかったという。

「チョコレート」をよく食べるほど生存率がアップ

高血圧治療の最大の目的が、心筋梗塞などの心臓病や脳卒中の予防である。

スウェーデンで「糖尿病の持病のない男女で、はじめて心臓発作で入院した1169人」を退院後3か月後にチョコレートを食べる量についてアンケート調査をし、その後8年間、入院・死亡登録で追跡調査した。

その結果「チョコレートをよく食べる人ほど生存率が高いことが判明した」という(『スウェーデン内科医学会報』2009年9月号)。

チョコレートの原料は言わずもがなカカオである。カカオからカカオバターを抜いたものがココアであり、ココアの成分に降圧効果があることはすでに述べた。

発汗作用のある

「玉ネギ」「ニラ」「ニンニク」「ネギ」「ラッキョウ」

玉ネギ、ニンニク、ネギ、ラッキョウ、ニラなどは、ユリ科アリウム属の植物で、イオウ成分（硫化アリル）が血管を拡張して血流をうながし、また発汗・利尿作用で体内・血液内の余分な塩分、水分を排泄して、血圧を下げる。さらに血小板の凝集を阻止して、血液をサラサラにして血栓を防ぐ。

ケルセチン（玉ネギの赤茶色の薄皮に多く含まれる）は、血管をしなやかにして、動脈硬化、高血圧を防ぐ。玉ネギ入りのサラダを多食したり、玉ネギの赤茶色の薄皮10グラムをコップ1杯の水で半量まで煎じて、毎日愛飲するとよい。

中国では、狭心症の患者に、1日3～5粒のラッキョウを食べさせる民間療法があるという。

狭心症は、3Eのときに発症する

不整脈《ふせいみゃく》は、疲れ、寝不足、運動や肉体労働のしすぎなどのときによく発症するが、他に「食後、とくに飲食物を〝多く〟摂ったときに発症する」という人が少なくない。飲食物を多く摂ると、それを消化・吸収するために胃腸は多量の血液の供給を要求するので、心臓はより力を入れて（つまり血圧を上げて）血液を送る必要があるからだ。

先にも述べたように狭心症（心筋に栄養を送っている冠動脈の血流不足）も３Ｅのときに発症する傾向にある。つまり、

Eating……食べることで、胃腸に血が多く集まる
Exercise……運動することで、手足の筋肉へ血が多く集まる
Emotion……精神ストレスで脳へ血が多く集まる

ので、冠動脈を流れる血液が比較的少なくなるためだ。

「食べすぎる」ことは、心臓に負担をかけるし、胃腸へ血液をたくさん供給する必要

があるので、血圧が上がる。

「腹八分に病なし、腹十二分に医者足らず」という金言があるが、「腹八分に〝高血圧なし〟」と言い換えてもよいかもしれない。

運動は血圧を下げる効果バツグンなのは間違いないが、運動不足の人が急にハードな運動をはじめることは要注意。すでに血圧が高い人や持病のある人は、主治医と相談してから運動を行うのがよいだろう。

実践！「1日2食」健康法

私は普段から、健康のために「1日2食」を推奨している。

とはいえ、1日3食でよくかんで腹八分にし、運動や労働などの筋肉運動も十分に行い、心身ともに健康で血液検査や他の検査でも異常のない人に対して、私が1日2食にしましょう、などと野暮なことを言うつもりはない。そういう方々はどうぞ、これまでどおりの食生活を続けられるとよい。

しかし今、何十万人かが毎年受ける人間ドックで、「異常なし」の人が7％しかいない、という事実。そして40歳以上の日本人の男性の半分以上が、「高」血糖、「高」血圧、「高」体重など「高」のつく、食べすぎ病である「メタボ」に陥っていることを考えると、現代日本人の大半の人に対して、「食の量を少なくするように」という忠告をする必要がある。

朝から食欲のない人は朝食を食べる必要などまったくない。

食欲があっても、「メタボ」等、種々の病気で悩んでいる人は、一度朝食を思いきって抜いてみるとよい。

今の日本人は、食べすぎて「腹十二分」だからこそ、ガン、糖尿病、脂肪肝、高血圧、痛風、脳卒中、心筋梗塞、不妊等々の病気でもがき苦しんでいるのだ。

「腹十二分」―「腹四分（＝1食分）」＝「腹八分」なのだから1食抜くとよいのである。

朝食に限らず、仕事や就寝時間の問題など諸々の都合で、朝、昼、夕のどの食事を抜いてもかまわない。

しかし理想は、朝食抜きだ。なぜなら朝は「吐く息が臭い」「目ヤニや鼻づまりがある」「尿の色が濃い」等々、血液の汚れを排泄している時間帯であるからだ。それは、誰しも就寝中は「断食《だんじき》」状態のため、起床時は排泄現象が旺盛なのである。

朝食は英語で〝breakfast《ブレックファスト》〟、これはfast（断食する）をbreak（やめる）という意味がある。

数日ないし1週間の断食後に、いきなり普通食を食べたら、嘔吐、下痢、名状しがたい不快感に見舞われる。そのため重湯《おもゆ》(プラス梅干し、味噌汁の汁、しらすおろし）を朝、夕2回、翌日がお粥（プラス梅干し、味噌汁、しらすおろし、納豆）を朝、夕2回食べるなどして、徐々に普通食に戻していく。これを「補食《ほしょく》」という。

よって、「朝食」は断食後の1食目の補食になるのだから、固型食（ごはん、パン、メン類等々）はさけて、重湯、お粥などでよい。しかし重湯、お粥でも胃腸が消化をはじめると、排泄力は低下する（吸収は排泄を阻害する）ため、できれば胃腸に負担のかからないものがよい。

人体の60兆個の細胞の活動源は糖だから、おすすめは熱い紅茶にハチミツ、または黒糖を入れて飲むこと。朝は体温も低く、心身ともに活動能力が落ちているので、すりおろしショウガ（または粉末ショウガ）を「おいしい！」と思う量入れて「ショウガ紅茶」にすると、代謝が上がり、大小便の排泄もよくなり、気分もよくなる。

もしガンの術後、膠原病《こうげんびょう》（リウマチ、シェーグレン病、潰瘍性大腸炎《かいようせいだいちょうえん》等々）、慢性肝炎など、ある程度以上の病状をかかえている人はニンジン2本、リンゴ1個を刻んでジューサー（ミキサーではない！）にかけて作る「ニンジン・リンゴジュース」をコップ2杯と、ショウガ紅茶1～2杯を飲むとよい。

■「ショウガ」無しで、漢方薬は成り立たない

私の推奨する食事法には、「ショウガ」は欠かせない。

ショウガは、医療用漢方薬、約200種のうち70％近くに生薬として使われていて、「ショウガなしでは漢方は成り立たない」とさえ言われる薬効を持っている。

英語の「ginger《ジンジャー》」には、ショウガという意味の他に、（名）意気、軒高、元気、気骨、ぴりっとしたところ

（動）ショウガで味つけする、活気づける、鼓舞する
とあるのだから、イギリス人もショウガの効能を知りつくしていたわけだ。
ショウガの薬効の主役は、ジンゲロン、ジンゲロール、ショーガオールなどの辛味成分であるが、この他に全部で約４００種類にも及ぶファイトケミカル（植物性化学物質）の薬理作用と相乗して、次のような効果を発揮する。

【ショウガの効果】

①血管を拡張して、血流をよくして体を温める。
②血圧を下げる。
③血栓（脳梗塞、心筋梗塞）を溶かして、血液をサラサラにする。
④脳の血流をよくして、「うつ」を防ぐ。
⑤食中毒菌や肺炎球菌を殺す。
⑥白血球の働きをよくして免疫力を高める。
⑦発熱に対しては、発汗・解熱作用を発揮する。

⑧痛みを軽減する。
⑨消化液の分泌をよくして、消化を助ける。
⑩めまい、耳なり、吐き気に奏功する。
⑪アポトーシス（ガン細胞の自殺）を促進する。
⑫糖や脂肪の燃焼を促進する。
⑬精力を増強する。

このように、ショウガは体を温め、免疫力を上げ、高血圧、高脂血症を改善することがわかる。またガンの細胞死をうながし、さらには生殖力もアップする。よってガン、糖尿病、不妊に対する〝特効薬〟になる可能性がある。

ショウガの効果をかんたんに得るには、「すりおろしショウガ」をみそ汁、納豆、豆腐、煮物、うどん、そば等々に「旨い！」と思える量を入れて食べる「ショウガ」三昧の生活をするとよい。また、熱い紅茶にすりおろしショウガとハチミツまたは黒糖を入れ、「これまた旨い！」と思われる味にして、1日3杯を目安に愛飲されたし。

■ビタミン、ミネラルたっぷりの「ニンジン・リンゴジュース」

「ニンジン・リンゴジュース」療法は、1979（昭和54）年、私が勉強に出向いたスイスのベンナー病院で習ってきたものだ。

1897年、ビルヒャー・ベンナー博士によって開設されたベンナー病院は、ヨーロッパはおろか全世界から集ってくる難病・奇病の患者を、食事療法を中心とする自然療法で治療する病院であった。

肉、卵、牛乳、バターなどはいっさい使われず、動物性の食べ物はヨーグルトだけ。ほかに黒パン、ジャガイモ、ナッツ、生野菜、果物、ハチミツ、岩塩など自然の素材を用いて調理したメニューを提供していた。そして毎朝、必ず飲まないといけないのがニンジン2本、リンゴ1個で作られた生のジュースだった。

当時院長だったベンナー博士の姪のリーヒティ・ブラシュ博士に「なぜニンジン・リンゴジュースは、そんなに体によいのですか」と尋ねたところ、「人間の健康に必要なビタミン（約30種）、ミネラル（約100種）をすべて含んでいるから」という

ビタミン・ミネラル不足で起きる症状・病気

ビタミン（油溶性）	A	肌荒れ、視力低下、肺ガン、膀胱ガン
	D	骨・歯の脆弱化、くる病
	E	不妊、老化、動脈硬化
	K	出血
ビタミン（水溶性）	B_1	脚気（むくみ、心不全）、倦怠感
	B_2	口内炎、肝臓病
	C	免疫力低下、壊血病（出血、感染）
	U	潰瘍
	P	血管の脆弱化（出血）
ミネラル	鉄	貧血
	亜鉛	皮膚病、精力低下
	マグネシウム	精神病、ガン、心臓病
	カルシウム	骨・歯の脆弱化、神経過敏
	カリウム	筋力低下
	コバルト	悪性貧血
	バナジウム	糖尿病

デザイナーズフーズ・プログラム

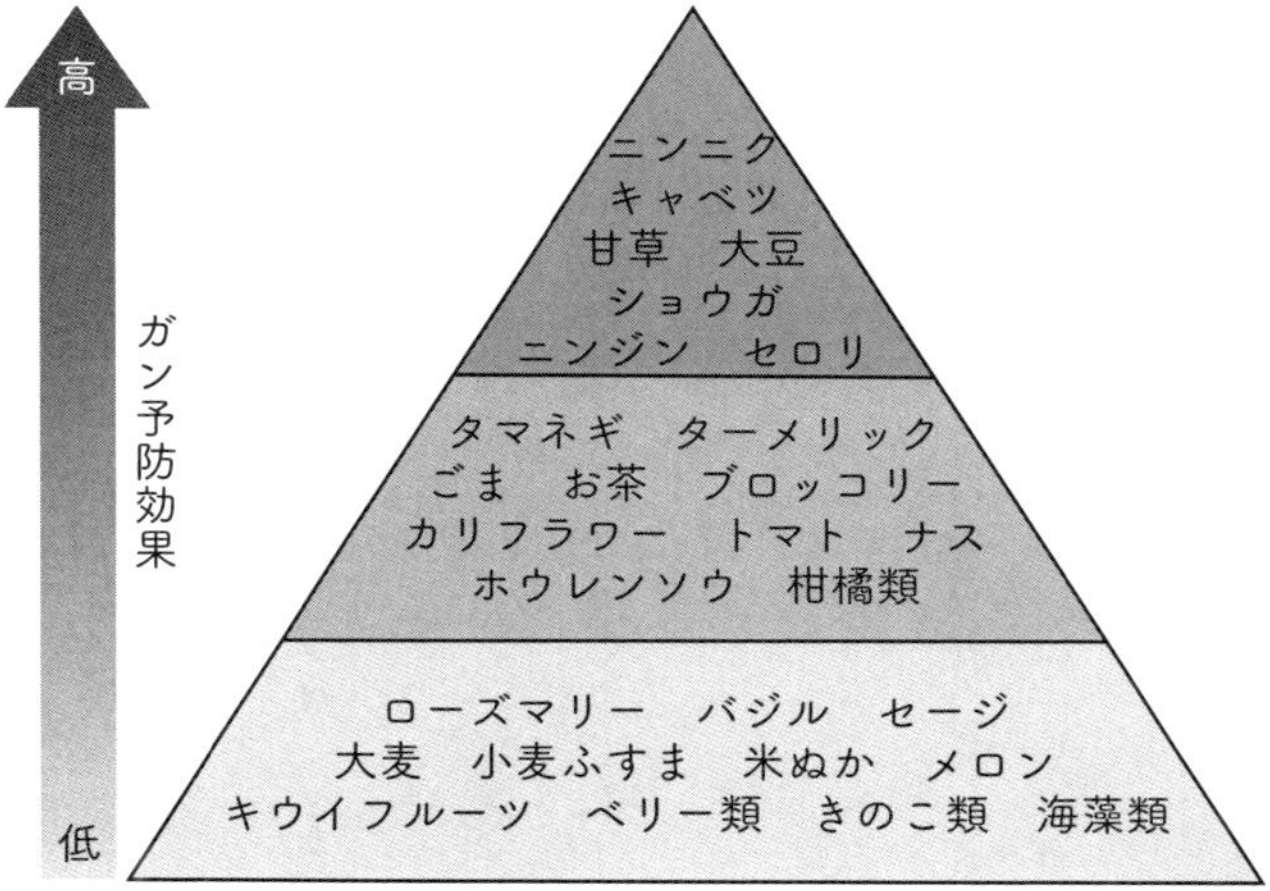

答えが返ってきた。

米国農務省が「われわれ現代文明人は、『栄養過剰で栄養不足』の病気にかかっている」と発表したことがある。タンパク質、脂肪、糖の三大栄養素を摂りすぎており、それらが体内で利用されるために必要なビタミンやミネラル類が不足して病気になるという意味だ。

ビタミン、ミネラルは毎日約１３０種類の必要十分量を摂取しないと、１種類、不足しただけでも右ページのような病気にかかる可能性がある。

米国では、１９８２年に「ガンは税金のように免れられないものではない」というタイトルで、「ガンを防ぐにはビタミンA、C、Eをしっかり摂る必要がある。それにはニンジンが一番大切だ」と発表された。

また、1990年から米国国立ガン研究所がガン予防効果の可能性のある約40種の食べ物を、重要度の度合いにより「ピラミッド方式」で示している「デザイナーズフーズ・プログラム」(前ページの図)というものがある。これの最上段には、**ニンニク、キャベツ、ショウガ、大豆、ニンジン、セロリ**などが入っている。なお、ニンジンに含まれる「コハク酸カリウム塩」には、血圧を下げる作用がある。

かくの如き、薬効あらたかな「ニンジン」と、ビタミン、ミネラルをバランスよく含み、抗酸化力の強いリンゴポリフェノールを含んでおり、**「An apple a day keeps the doctor away.(1日1個のリンゴは、医者を遠ざける)」**とイギリスでは言われてきた「リンゴ」。

この2つから作られる、ニンジン・リンゴジュースの健康増進、病気治癒効果はすばらしいものがある。

ニンジン・リンゴジュースの作り方

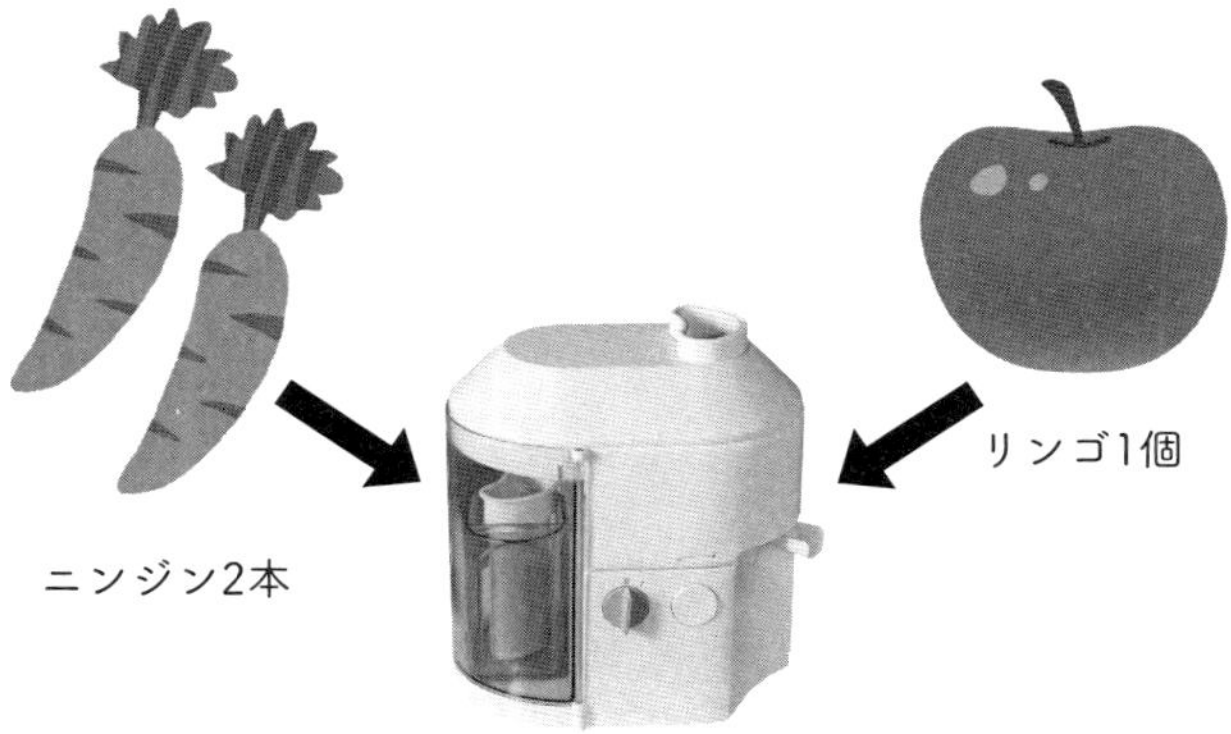

ニンジン2本、リンゴ1個をジューサーにかける。

かつて弘前大学医学部の佐々木直亮教授が、「リンゴを1日5個以上食べるリンゴ村の人々には高血圧の人がほとんどいない」という研究論文を発表されたことがある。

その効果はリンゴに多く含まれるカリウムの利尿作用によるNacl（塩分）排泄効果によるものであろうが、他にリンゴに含まれるポリフェノールによる動脈硬化予防作用も関与していると考えられる。

朝食をショウガ紅茶やニンジン・リンゴジュースで済ませると、昼食は断食後の補食にあたるので、そば、うどんに七味唐辛子やネギ、すりおろしショウガをふんだんにかけて軽く食べるか、パスタやピザにタバスコをかけて食べるとよい。

七味唐辛子やタバスコに含まれるカプサイシンやネギの硫化《りゅうか》アリル、ショウガのジンゲロン、ショーガオールは血管を拡張して血流をよくし、体温を高めて血圧を下げ、午後の仕事の効率も高めてくれる。

夕食は何を食べてもいい「石原式基本食」

朝食と昼食を以上のように済ませると、夕食はアルコールを含めて基本的に何を食べてもよい。

＊＊＊＊＊＊＊＊＊＊＊＊＊＊

以上を、「石原式基本食」と勝手に呼ばせてもらっている。

もし、1日2食にしても「血圧が下がらない」「体調がよくならない」「減量ができない」という人は、朝食、昼食をニンジン・リンゴジュース・ショウガ紅茶にし、夕食のみ普通食という1日1食にしてみるとよい。

ただし、それを続けるかどうかは「体調がよくなった」ということが大前提である。日本人の1食主義者たちは1食の内容についてはほとんどこだわりがなく、好きなものを好きなだけ食べている人が多い。

2015年12月、作曲家の三枝成彰《さえぐさしげあき》先生と対談させていただいた。1日1食主義の三枝先生がご著書『無敵の一日一食』（SB新書）を出版されるにあたり、「1食が健康によい」という論拠を解説してほしいというものであった。

当時73歳の三枝先生は50歳そこそこにしか見えず、活発で精気にあふれておられた。聞けば1日1食で、その1食は夕食に焼酎を飲み、主に肉だけ食べるという。

つまり少食（1食）なら、一般に「体によくない」と言われるものでも、胃腸が十二分に消化してくれるし、できた老廃物も肝臓、腎臓、白血球が完全に解毒するということであろう。本著の中で、三枝先生は「食べるからお腹が空く。食べないなら空かない」「食べるから病気になる。食べないなら病気にならない」「食べるから老ける。食べないなら、いつまでも若さを保てる」と述べていらっしゃる。

「石原式基本食」を実践し、もし空腹を感じたらチョコレート、黒糖などをつまむか、黒糖入りのショウガ紅茶を飲むとよい。

「空腹」とは胃腸が空になったときの感覚ではなく、血糖が下がったときに脳の空腹中枢が感じる感覚であるからだ。チョコレート、アメ、黒糖などで血糖を上げると、すぐ空腹感はなくなる。

こうした1日2~1食をはじめると、ほとんどの人が「すこぶる」つきの好調になる。

「血圧が下がった」「6か月で10キロ減量した」「便秘が治った」「血糖が下がった」「生理痛や頭痛が軽くなった」など、枚挙にいとまがないほどだ。

しかし万一、やってみても好調と感じず、不調を感じるなら、すぐやめて元の食事に戻すべきだ。

4章

自律神経をリラックスさせれば血圧は下がる

副交感神経を働かせて、血圧を下げる

心臓、血管、胃腸、肺、肝臓、内分泌（ホルモン）臓器、皮膚などの器官は、われわれの意思とは関係なく、自律神経の働きで調節され活動している。

自律神経は「交感神経《こうかんしんけい》」と「副交感神経《ふくこうかんしんけい》」より成り立つ。

交感神経は、「昼の、緊張の、活動の、闘いの」神経とされ、副交感神経は「夜の、リラックスの、休息の」神経とされる。

あたかも馬の手綱のごとく、お互いに拮抗《きっこう》、または協調して、前述の器官をコントロールしている。

次ページの表から見てとれるように、「活動時」には、交感神経が優位に働き、逆にリラックスしているときには副交感神経が優位に働いて、飲食物を胃腸で、消化・吸収したり、排便や排尿などの排泄現象が活発になる。また、リンパ球が増加して、免疫力も旺盛になる。

運動やストレス、イライラや緊張などで交感神経の働きが強くなると、脈拍や血圧

交感神経と副交感神経が働くときの体の状態

		交感神経	副交感神経
血圧		上昇	低下
血管		収縮	弛緩
心臓		促進	抑制
脈拍		増加	減少
胃		運動抑制	運動促進
小腸		運動抑制	運動促進
大腸		運動抑制	運動促進
気管支		弛緩	収縮
汗腺		冷や汗	ふつうの汗 （運動、入浴時の）
子宮		収縮	弛緩
白血球	顆粒球	増加	減少
	リンパ球	減少（免疫力低下）	増加（免疫力促進）

は増加、上昇する。こういうときは、胃腸の動きは低下するので食欲はなくなるし、排便も悪くなり、便秘がちになる。

友人や家族と談笑しながらの食事や、ぬるめの湯につかった後や好きな趣味を楽しんだ後の食事は、とても美味で、たくさん食べられるものだ。こうしたときは、血圧も低下傾向になる。副交感神経が優位に働いているからだ。

心身への負担（ストレス）がかかると、副腎髄質《ふくじんずいしつ》から「アドレナリン」が、副腎皮質から「コルチゾール」が分泌されて、交感神経を刺激して、血管を収縮させ、心拍数を増加させて、血圧を上昇させる。

もともとストレスというのは、動物同士の闘いのための反応である。一時的にでも血圧が高くなると、闘う力が強くなるし、血管が収縮すると、かみつかれても出血しにくい。

しかし、ストレスフルな日常生活を送っているわれわれ現代文明人にとって、日常生活で、慢性的にストレス状態が続くと、常に交感神経が緊張し、高血圧に陥るのは当然の帰結だ。

ストレスが高血圧の原因になっている人にとっては、副交感神経の働きを高めることが、血圧を下げるために、もっとも重要になる。

副交感神経の働きを高めるには、

①好きな趣味に打ち込む。
②好きな物を食べる（胃腸が動くと副交感神経が働く）。
③好きな友人や家族と談笑する。

④ウォーキングをはじめ、競争を強いられず、マイペースでできるハイキング、テニス、水泳などに励む。
⑤ゆっくりした入浴、温泉、サウナ、岩盤浴などを楽しむ。

などが大切である。

以下、ちょっとした生活習慣で、血圧を下げるワザをいくつか紹介する。

モーツァルトを聴くと血圧が下がる

心筋梗塞で救急病院に運ばれた60人（平均年齢60歳）に対して、アトランダムに20人ずつ、モーツァルト、ビートルズ、ラジオニュースを聴くグループに割り振り、血圧の下がり具合を比較した。

すると、「モーツァルト群＝7・2㎜Hg低下、ビートルズ群＝1・3㎜Hg低下、ラジオニュース群＝変化なし」の結果が出た、という（『ベルギー循環器学会誌』20

１５年12月号）。

以前からモーツァルトやビバルディの曲を聴くと血圧が下がる、という研究は少なからずあったが、こうした曲を聴くと気分がよくなり、副交感神経が働いて血管が拡張し、脈拍数も減少するためであろう。

ちなみに、今回の論文のモーツァルト曲は『ピアノソナタ第11番』など8曲で、ビートルズの曲は『レット・イット・ビー』『ヘイ・ジュード』『イエスタデイ』など27曲だった。

おっぱいを眺めるだけで若返る

米医学誌、『Archive《アーカイブ》 of《オブ》 Internal《インターナル》 Medicine《メディスン》』（２０１７）に、「乳房を眺める、セックスをするなどの性的な興奮で、高血圧の患者の42％に、冠動脈疾患の患者の55％に症状の改善が見られた」という論文が載っている。

定期的なセックスは、ストレスの軽減だけではなく、肉体的な若さを保つのに役立ち、3年から5年の寿命の延長が期待できる、という。

「たばこを吹かす」は「息を深く吐いて」いる

紫煙の中には、ベンツピレン、一酸化酸素をはじめ、1000種以上の有害物質が含まれている。それに、なんと言っても、ニコチンは血管を収縮させ、血流を悪くし血圧を上げる。それはタバコを吸っている方も重々承知のはずだ。

「たばこを吹かす」と言うが、そのとき、陶然とした表情をする愛煙家は少なくない。「生きる」は「息る」から来ている。1回の「息をする」つまり「呼吸する」時間は約4秒であるが、この4秒の中に、ある面、宇宙の真理がつまっている。

息を吸うときは「交感神経」が、息を吐くときは「副交感神経」が優位に働く。つまり、息を吸うときは脈が速くなり、血圧が上がり、免疫力も低下する。逆に、息を吐くときは脈も遅くなり、血圧も下がり、心身ともにリラックスして、免役力も上がる。

よって、2000年以上の歴史を誇るインドの民間伝承医学のヨガやアーユルヴェーダでは「6~7秒で吐き、3~4秒で吸う呼吸法が、心身の健康によい」として推奨されてきたわけだ。

さて「たばこを吹かす」のは、「息を深く吐いて」いるのであり、副交感神経が存分に働いているわけだ。

「たばこを吹かす」ことで、日常のストレスから解放され「気分がよい」と感じるならば、愛煙家の「ささいな健康法」として認めてあげてもよいのではなかろうか。

不本意ながら禁煙したため「常にイライラして、血圧が上がった」という人や「間食が多くなり太って、糖尿病や痛風、高血圧を患った」という人も、中にはいらっしゃるのだから。

寝不足は、心臓発作のリスクが2倍

睡眠時は、副交感神経が働き、血圧は低下する。覚醒時は、激しい労働や運動をしなくても、また、ストレスがかからなくても、交感神経が優位に働いているのだから、血圧は上昇傾向にある。

よって、高血圧の予防や改善にとって、睡眠はきわめて重要である。

2015年のWHO《ダブリューエイチオー》(世界保健機構)の発表によると、睡眠時間は「6～8時間」がベストとのこと。

厚生労働白書によると「1日の睡眠時間が6時間未満の場合、狭心症や心筋梗塞の有病率が上昇する」という。

米国での研究でも、**睡眠が6時間未満のグループは、心臓発作のリスクが2倍、うっ血性心不全の発症リスクが、1・6倍になることがわかっている。**

「睡眠不足」の人は、交感神経の働きが優位になっている時間が長くなり、アドレナリンが大量に分泌されて、血圧が上昇する。

睡眠不足は、食欲を抑制するホルモンである「レプチン」の分泌を減少させ、逆に、食欲を増進させるホルモンの「グレリン」の分泌を増加させるため、睡眠不足→過食→肥満→糖尿病、高脂血症→高血圧→心臓病という負の連鎖を作り出す。

体を温めると、不眠症が治る

不眠症の人の大部分は、冷え症である。ほとんどの不眠症の人は、「寝つけない」という悩みの他、せっかく入眠できても、「1日のうちで、もっとも体温と気温が低くなる午前3時から5時の間に覚醒する」ことが多いのも、「冷え」と「不眠症」が関係していることがわかる。

不眠症の人も、窓から射し込む暖かい陽光により居眠りしたり、冬の列車内の足下より暖められる暖房の座席で、こっくりこっくりと舟を漕ぐことがよくある。これは「体が温まると、眠くなる」ことを示唆《しさ》している。

よって不眠症を治すには以下のことがあげられる。

【不眠症対策の基本】

①入浴のとき、全身浴の後に半身浴をするなどして、体を温める。
さらに、すりおろしショウガやニンニク、自然塩を布袋に入れて湯船につけて入るショウガ風呂、ニンニク風呂、塩風呂は、体を芯から温め安眠をうながす。

②就寝中、とくに冬は湯たんぽを使う。

③就寝するときは、ハラマキをするか、右の手の平を右上腹部にあてて、肝臓を温める。
肝臓の血流がよくなると、安眠効果のある睡眠ホルモン「セロトニン」「メラトニン」の原料となる「L-トリプトファン」の産生がうながされるため。

④日中は、筋肉運動や散歩、スポーツを十分に行い、体を適度に疲れさせておく。

⑤日中戸外で15分でも太陽光を浴びると、脳でメラトニンの産生が高まる。

⑥玉ネギやショウガ1~2個を薄切りにしたものを皿に並べて枕元に置く。
玉ネギやショウガから発散される香気の成分が、鼻粘膜から血液に吸収されて、脳

に達し、安眠効果を発揮する。

⑦シソの葉とネギを入れた温かいスープを寝る前に飲む。

シソの葉に含まれる「ペリルアルデヒド」は、鎮静・安眠作用があるため、体が温まり眠気が起こる。

お風呂はお湯の温度で効果が変わる

日本では、昔から、疲れた体を癒したり、病気を治す方法として「湯治《とうじ》」があった。「風呂は不老長寿」とも言われる。

入浴の効果として、下記があげられる。

①温熱による血流促進。

温熱による血管拡張により血流が促進され、内臓への酸素や栄養の補給が多くなり、各臓器の働きが活発化する。

②リラックスホルモンの分泌によるストレス解消。

ぬるめの湯に入ると、「アセチルコリン」や「β-エンドルフィン」などの快感ホルモンの分泌が多くなり、脳からは「α波」も出てくるために、心身ともゆったりでき、安眠につながる。

③白血球が活発化し、免役力が上がる。

④血液がサラサラになる。

入浴の温熱効果により、血栓(脳梗塞、心筋梗塞など)を溶かす酵素「プラスミン」の産生分泌が増加し、血液がサラサラになる。

⑤「浮力」による体重軽減効果。

風呂につかると、アルキメデスの原理により、体重は通常の10分の1以下になる。よって、体の関節や筋肉が、重圧から解放され、動作が容易になる。温熱による血行促進効果とあいまって、痛みや麻痺の治癒につながってくる。

しかし、湯温により、次ページのように、作用や効果が異なる。ご自分の体調を把握して、風呂には入っていただきたい。

お湯の温度と作用

	熱い湯（42度以上）	ぬるい湯（38～41度）
自律神経	交感神経が働く	副交感神経が働く
心拍（脈拍）	活発になる	ゆるやかになる
血圧	急に上昇する	不変か、ゆっくりと低下する
胃腸の働き	低下する（胃液の分泌が低下）	活発になる（胃液の分泌促進）
気持ち	緊張する	ゆったりする
入浴時間	10分以内	20～30分
適応症	・低血圧で、寝起きの悪い人の朝風呂に ・食欲の抑制に ・胃潰瘍、胃酸過多に	・高血圧 ・バセドウ病 ・不眠症 ・胃腸虚弱 ・食欲不振 ・ストレスの多い人に

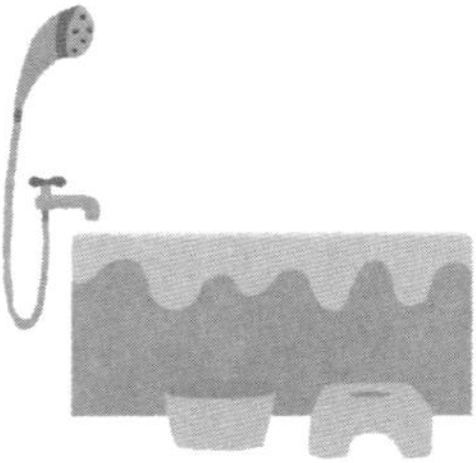

ちょっとの減量でも血圧は下がる

イタリアのパビア大学のロベルト・フォガリ博士は、「血圧が140〜150／90〜99㎜Hgで肥満気味の210人に5％の減量（60キロの体重の人なら3キロの減量）を指示」したところ、半分の約100人が減量に成功した。

すると、そのうち、半分の約50人の血圧が140／90㎜Hg以下に下がったとのこと。

つまり、ほんの少しの減量でも、血圧は下がるわけだ。

血管内皮細胞を強くして、血圧を下げる

これまで「食事」「運動」「精神生活（ストレス）」等々の生活習慣により、「高血圧」「脳梗塞」「心筋梗塞」などの予防や改善ができる、という点について、述べてきた。

こうした要因が、最終的に影響を及ぼす場所が、「血管内皮細胞《けっかんないひさいぼう》」であることが、最近の研究で明らかにされている。

血管の構造はこうなっている！

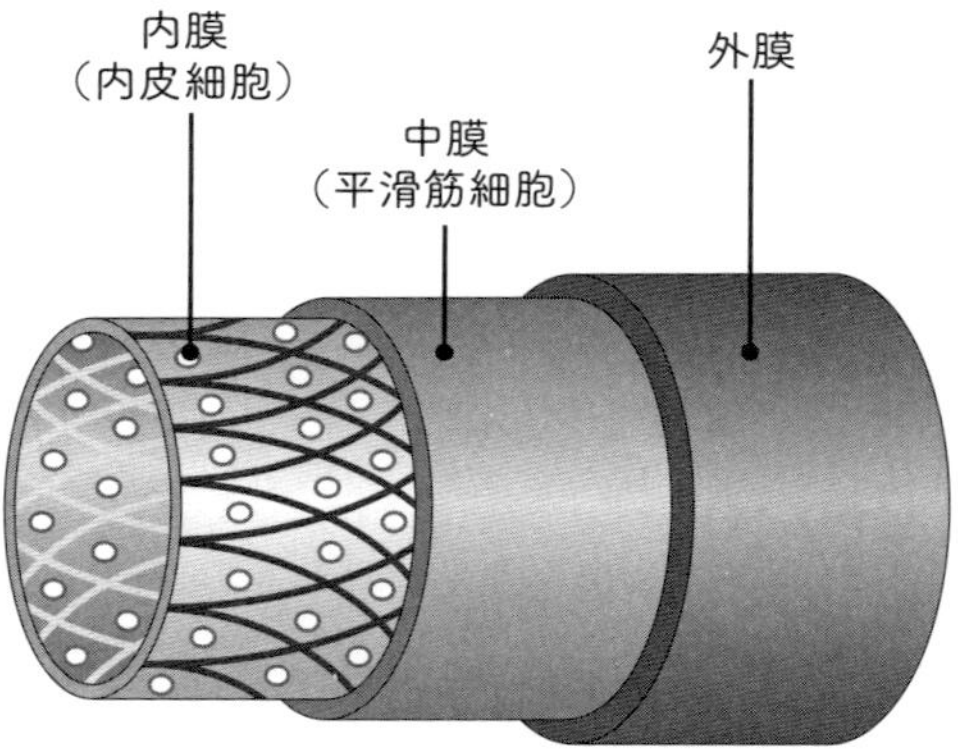

「血管内皮細胞」とは、血管の内表面を構成する細胞である。

動脈や静脈には3層の膜があり、外側から外膜《がいまく》、中膜《ちゅうまく》、内膜《ないまく》という。

毛細血管は、3つの膜自体がなく、内皮細胞のみから成っている。

毛細血管の壁は、内皮細胞が横並びになって形造られていて、そのすき間を通して、血液中と外の細胞や組織との物質交換が行われている。栄養素や酸素、二酸化炭素や老廃物などが交換されているのだ。

以下、「血管内皮細胞」の働きについて述べてみる。

【血管内皮細胞の働き】

毛細血管に限らず、動脈や静脈の内皮細胞は、血流（血液の循環）にとって大切な、

（1）種々の血管作動物質を産生・分泌して、血管の中膜の平滑筋《へいかつきん》の収縮・拡張を調節している。

（2）血液を固まらせる作用のある血小板の粘着・凝固を阻止して、血栓症を防ぐ。

ことにより、血流をうながす司令塔のような働きをしている。

血管内皮細胞の働きを傷害する要因として、**(あ)高血圧**　**(い)糖尿病**　**(う)ＬＤＬ（悪玉）コレステロールの増加**があげられている。

内皮細胞が傷害されると、血管壁の調節機能が低下して、血管壁が収縮＝血圧が上昇し、さらにコレステロールが血管内壁に入り込んでプラーク（粥状の膨らみ）が作られる。

このプラークが破れると血液中の赤血球、血小板とともに血栓を作り、脳梗塞、心筋梗塞の原因となる。

内皮細胞の働きを活性化させる物質として一酸化窒素《いっさんかちっそ》（NO）が注目されている。

一酸化窒素は、「血管を拡張し、血液が固まるのを防ぐことにより、血圧を下げ、動脈硬化や心筋梗塞、脳梗塞を防ぐ」ことがわかっている。

一酸化窒素を増やして血管を若返らせるためには、以下のことが必要である。

（1）適度な運動をすること。

脈拍が120／分（安静時の脈拍＝60〜80／分）未満の有酸素運動をすること。

それには、1日1時間くらいのウォーキングが最適。

（2）増やすための食べ物を摂る。

㋐アルギニン（アミノ酸）を多く含む食べ物。

例：玄米、ゴマ、ナッツ類（ピーナッツやアーモンド）

抗酸化作用の強力な食べ物

ファイトケミカル	食べ物
リコピン	トマト
β－クリプトキサンチン	ミカン
ルテイン	緑黄色野菜
ジンゲロール	ショウガ
ショーガオール	
レスベラトロール	ブドウ（赤ワイン）
ルチン	そば

㋑ケルセチン（ポリフェノール）を多く含む食べ物。

例：玉ネギ（茶色の外皮にもっとも多く含まれる）。熱に強いので、玉ネギを煮る、炒める、焼くなどしてもＯＫ。

㋒シトルリン（アミノ酸）を多く含む食べ物。

例：ゴーヤ、キュウリ

㋓抗酸化作用の強力な食べ物。

（上の表参照）

Column

Q3　家に血圧測定器はあったほうがよい？

A　正常値の人も、家に血圧測定器はあったほうがいい。

血圧は、年齢とともに上昇していく傾向があるので、年１回の健康診断や人間ドックなどで「血圧が正常」だった人でも、ときどき血圧測定をすべく、血圧測定器は家庭に備えていたほうがよい。

とくに、白衣高血圧など、病院等で血圧を測定すると高血圧になる人は、「家庭で測る血圧のほうが正しい」ことが医学的に認められているので、血圧測定器を自分で保有し、毎回、同じ時刻に測定すべきである。

測定器は腕に巻くもの、手首に巻くものなどいろいろあるが、ご自分が測りやすいものがよい。

5章

体質で違う血圧の下げ方
あなたは陽性体質？　陰性体質？

この章では、漢方医学、自然医学的な「高血圧対策」をお伝えする。

漢方医学では、宇宙のすべての事象を「陽《よう》」と「陰《いん》」に分けて考える。「陽」とは「熱」「乾」「明」「収縮」で代表される状態で、「陰」とは「冷」「湿」「暗」「拡張」で表される状態だ。

宇宙の現象で言えば「太陽、夏、昼」が「陽」であり、「月、冬、夜」が「陰」だ。**体質では、体の熱が高く、血色もよく、筋肉質で活動的、いつも朗らかで積極的な生き方をする人が「陽性体質」で、逆に冷え症で顔色も青く、やせているか太っていても水太り、いつも悲観的で、消極的な生き方をする人は「陰性体質」**だ。左ページの一覧表でチェックしてみるとよい。

男性は陽性になることが多く、女性は陰性になる人がほとんどだと思われる。

この体質によって、高血圧対策が違ってくる。

陽性か陰性か自分の体質がすぐわかる！　チェック表

		A（＋1点）	B（0点）	C（－1点）
1	身長	中程度～低い	中程度	長身
2	肉づき	固太り	どちらともいえない	軟らかい
3	姿勢	背筋まっすぐ	どちらともいえない	猫背
4	顔つき	丸顔	どちらともいえない	面長
5	髪の毛	薄い（ハゲ）	年齢相応	多い（年を取ると白髪）
6	首	太くて短い	太くも細くもない	細くて長い
7	目	細くて一重まぶた	二重で細いか、一重で大きい	大きくて二重まぶた
8	肌の色	赤～褐色	どちらともいえない	色白～青白い
9	声	太くて張りがある	どちらともいえない	小さい、かすれる
10	話し方	速くて攻撃的	どちらともいえない	ゆっくりとして穏やか
11	行動	速くて力強い	どちらともいえない	ゆっくりとして弱々しい
12	性格	積極的、自信満々、楽天的、明るい	どちらともいえない	消極的、暗い、悲観的
13	体温	高め	36.5℃前後	低め
14	脈拍	強い	中程度	弱い
15	血圧	高め	正常範囲内	低め
16	食欲	大いにある	ふつう	あまりない
17	大便	太くて硬い	ふつう	軟便か細くて便秘気味
18	尿	濃い	黄色	薄くて透明に近い
19	尿の回数	5～6回／日	7回前後	8回以上か4回以下

A、B、Cから自分に当てはまるものをチェックしてください。
A＝＋1点、B=0点、C=－1点として計算します。

［11点以上→強い陽性体質　10～4点→陽性体質
3～－3点→間性（ちょうどよい）　－4～－10点→陰性体質
－11点以下→強い陰性体質］

漢方・自然医学的に「高血圧」の原因を考察すると……

日頃の血圧が120／70㎜Hg未満で、まったくの正常血圧の人でも脳梗塞《のうこうそく》や脳出血《のうしゅっけつ》を発症する人が少なからずいらっしゃる。

ということは、高血圧が脳出血、脳梗塞の100％の原因になっているとは言えない。

先に述べたように「血圧がやや高めの（高血圧傾向のある）人のほうが、脳梗塞やその他あらゆる疾患に対する死亡率が低い」という調査結果もたくさん存在する。

こうした西洋医学ではクリアに説明できない現象・事象も、病気の原因、成り立ちを漢方医学的、自然医学的な立場から、以下のように考察すると明白に解釈できる。

漢方医学では、2000年も前から「万病一元《まんびょういちげん》〝血液の汚れ〟から生ず」と考えられていた。これは、「すべての病気の原因は〝血圧の汚れ〟から来る」というものだ。

血液は、胃腸より吸収されたさまざまな栄養素や水分、酸素、さまざまなホルモンを、人体を構成する60兆個の細胞に送り届けている。そうした細胞が活動を行った結果できた尿素窒素《にょうそちっそ》、クレアチニン、尿酸《にょうさん》、二酸化炭素などの老廃物は、腎臓や肺を通して尿や呼気として排泄されている。

「血液の汚れ」というのは、こうした老廃物が血液中に過剰に存在するということ。

さらには、正常成分である糖、脂肪（コレステロール、中性脂肪）、タンパク質、ビタミン類やミネラル類などの栄養素、水分や酸素、ホルモン類、GOT、GPT、アミラーゼ等々、肝臓やすい臓など臓器に由来する酵素類の多寡（多すぎ、少なすぎ）も指している。

全身の細胞、組織、臓器には、栄養も酸素も水も、血液からしか供給されないのである。**細胞、組織、臓器の生殺与奪《せいさつよだつ》のすべての権利を血液が握っている**、と言ってよい。

汚れた血液が四六時中、細胞、組織、臓器に送り込まれると、正常な活動ができず、病変が生ずるのは必定《ひつじょう》である。

よって、「血液が汚れた」とき、体は以下のような反応をして血液を浄化しようとする。

【汚れた血液の浄化反応】

(1) 嘔吐、下痢として排泄する

体に合わない食べ物、腐りかけた食べ物や、食中毒菌を含む食べ物を食べた場合、また、単なる食べすぎの場合でも、嘔吐や下痢をして有害物を血液に吸収させないような反応が起こる。

約20年前に「O-157」による食中毒により、百数十人の方が亡くなられたが、後に検証してみると、亡くなった方のほとんどが処方された「吐き気止め」や「下痢止め剤」がよく効いた人たちだったという。

嘔吐や下痢など自然の反応は、血液が汚れるのを防ぐための排泄反応であるから、無理に止めたらいけないのである。

昔、猛威を振るった「コレラ」はひどい下痢のために激しい脱水を起こし、数日のうちに患者の生命を奪った。しかし、今は輸液(点滴)により水分が補給できるので、

嘔吐、下痢を止めてはいけない。

嘔吐、下痢に対しては、自然のままに吐かせ、下痢をさせて、その代わりに点滴してあげることが最上の治療法であろう。

(2) アレルギーは、水分の排泄現象

卵や牛乳、サバ、アジなど青い背の魚、エビやカニなどの魚介類、マンゴーやパイナップルなど熱帯産のフルーツなどはおろか、そばや米や小麦(パン)などに対してもアレルギー反応を起こして、発疹(湿疹、じんましん)を起こす人がいる。また、ある種の化学薬品で発疹(薬疹)が現れる人もいる。

こうした現象は、その人にとってアレルギー現象を起こす物質(アレルゲン)に対する解毒(消化液、肝臓、白血球による)が十分に行えず、血液が汚れた結果、皮膚を通して有毒物を排泄しようとする反応である。

「急性」の発疹以外にも、長年にわたる食べすぎや運動不足によって、徐々に血液中に余剰物(糖、脂肪、タンパク)や老廃物(尿酸、尿素窒素、乳酸、ピルビン酸等)

アレルギー疾患とその症状

アレルギー現象	症状
アレルギー性結膜炎	涙
アレルギー性鼻炎	くしゃみ、鼻水
アレルギー性喘息	水様たん
アレルギー性湿疹	皮膚を通しての水分の排泄
アレルギー性腸炎	下痢（水様便）

がたまってくると、血液を浄化しようとして発疹が生じてくる。

「アレルギー現象」に対して、西洋医学は次のように説明している。

「アレルゲン」（アレルギーの原因物質＝抗原）が体内に侵入してくると、それを迎え撃つ血液中の抗体が反応して「抗原・抗体複合物」ができる。これがマスト細胞を刺激してヒスタミンを分泌させてアレルギー反応が起こる……云々。

まったくそのとおりなのであるが、アレルギーの症状を並べてよく見てみると、おもしろいことに気づく。すべての症状が水分の排泄《はいせつ》なのだ。

60年前の日本人に比べて約1℃体温が低下している現代日本人は、低体温ゆえに、体内での解毒、代謝の力が弱って有毒物がたまっている（血液の汚れ）。そうした有毒物を、体を冷やす水分とともに排泄し、血液を浄化し、同時に体を温めようとする反応がアレルギー現象と考えられる。

（3）炎症を起こして老廃物を燃やす

体内、血液内の老廃物は白血球が食べて、処理してくれている。しかし食べすぎや運動不足、冷えなどで白血球が処理できないほど大量の余剰物、老廃物、有毒物が体内、血液内にたまってくると、体外からバイ菌やウイルスが容易に体内に侵入してきて、炎症（肺炎、気管支炎、胆嚢炎《たんのうえん》、膀胱炎《ぼうこうえん》等、〝炎〟のつく病気）を起こす。

「炎症」には、「発熱」と「食欲不振」がつきものだ。

「発熱」は老廃物・有害物を燃焼しているようすである。「食欲不振」とは、血液を汚す最大の要因が「食べすぎ」（による余剰物、老廃物の増加）のため、その食欲を一時的にストップさせている現象だ。

もともとバイ菌は「ごみ溜め」「トイレ」「死骸」「ドブ川」など、汚れたところ、死物の中にウヨウヨしている。きれいな小川やコバルトブルーの海水にはほとんど存在しない。なぜなら、バイ菌は地球上の不要の物・過剰な物、有害物、汚い物を分解して、土に戻す働きをするために存在しているのだから。

そのバイ菌が、体内・血液内に侵入してきて「炎症」を起こすのは、体内・血液内が「汚れている」からに他ならない。

(4) 動脈硬化、高血圧、出血、血栓をつくる

「血液の汚れ」をバイ菌の力で炎症を起こして燃焼させ（発熱）、「食欲不振」を作って、血液の汚れの大本《おおもと》を断ち切ろうとする体の反応こそが治癒力の原動力だ。それなのに、抗生物質や解熱剤を使って解熱させ、「せっかくの食欲不振」に対して「体力をつけるために、無理してでも食べよ」と食を強制したり、点滴で栄養を補給したりするのが西洋医学の治療である。すると、血液は十分に浄化されず、「血液の汚れ」

は残ったままになる。

昔から、しょっちゅう風邪を引いたり、下痢したり、発熱したりする虚弱体質の人は、ガンや脳卒中や心筋梗塞など、致命的な大病を患うことが少なく、長生きすることが多いと言われるのは、風邪や下痢、発熱でそのつど血液を浄化しているからであろう。逆に食べすぎ、運動不足で血液中に老廃物、有毒物がたまり、血が汚れても、体力がある故に風邪や炎症、発熱、下痢など起こさない人もいらっしゃる。

そういう人の血液の汚れは、つなぎ合わせると10万キロメートルにもなることがある血管の内側に、コレステロールなどとともに沈着していく。この現象も、「血液を浄化するために」である。その結果「動脈硬化」が発生する。

血液は浄化されても、「動脈硬化」により、血管は細くなっているのだから、心臓はより一層の力を入れて全身に血液を送り出そうとする。

それが「高血圧」である。

「高血圧」が発生すると、西洋医学はクスリを用いて血圧を下げようとする。

クスリは、一時的には高血圧より惹起される脳卒中、虚血性《きょけつせい》心臓病（狭心症《きょうしんしょう》、心筋《しんきん》梗塞《こうそく》）、大動脈瘤破裂《だいどうみゃくりゅうはれつ》等々の予防にはなるかもしれない。

しかし、それまでと同じ食生活（食べすぎや脂肪の多い食生活）や運動不足が続くと、また、血液は汚れてくる。血液の汚れを血管内壁に沈着させて血液を浄化させる反応（動脈硬化）は際限なく続けるわけにはいかない。血管が狭くなりすぎると、血液が流れにくくなるからだ。

そこで体は汚れた血液を血管外に排泄させる（出血）か、汚れた血液を一箇所に固めて（血栓）、残りの血液を浄化しようとする。

「出血」が脳動脈で起こると、「脳出血」や「くも膜下出血」、大動脈で起こると「大動脈解離《かいり》」や「大動脈瘤破裂」である。

「血栓」が脳動脈で起こると、「脳血栓（梗塞）」、心臓の冠動脈で起こると「心筋梗塞」である。

つまり、**高血圧、脳卒中（梗塞）、心筋梗塞は、「血液の汚れ」が原因**である。

「脳卒中」（梗塞、出血）や「心筋梗塞」の原因が「高血圧」なのではなく、3つの疾患の共通の原因が「血液の汚れ」ということなのである。

よって、血圧が120／80㎜Hg未満の至適血圧の人でも、脳梗塞や心筋梗塞が起こるのである。

(5) 浄血の最終装置＝ガン

万病の原因である「血液の汚れ」の浄化反応である「嘔吐」「下痢」「発疹」「炎症」「発熱」「食欲不振」「高血圧」「出血」「血栓」などを「病気」と見なして、クスリで抑え込もうとするのが西洋医学の「治療法」である。

その結果、血液が汚れたままの状態が続くと体の中には、血液を浄化する装置が作られる。「それがガン腫である」とさまざまな実験をくり返して断定されたのが、世界的な血液学者の森下敬一博士である。

1928（昭和3）年3月3日生まれの森下博士は、2018年で90歳であるが、今でも東京・本郷の「お茶の水クリニック」にて、全国から集まってくるガンをはじめ、難病奇病の患者さんたちの診療をなさり、玄米食を中心とする食事療法の指導で多大な業績をあげていらっしゃる。

1950（昭和25）年、東京医科大学を卒業された博士は、血液生理学を専攻。腸の絨毛細胞《じゅうもうさいぼう》で赤血球が造られる様子を顕微鏡写真で撮影し、赤血球、白血球、血小板などの血球は、骨髄ではなく、腸で造られるという「腸造血説《ちょうぞうけつせつ》」を唱えた。まさにノーベル賞級の画期的研究なのであるが、正統医学からは無視され続けている。

同時に「ガンは血液の汚れの浄化装置」とする説を唱え、1966（昭和41）年と1968（昭和43）年の2回、国会の「ガン問題特別委員会」に招致され、「手術、放射線、抗ガン剤という西洋医学的方法ではガンの根本的治療は到底不可能で、正しい食べ物（玄米、菜食など）により、血液を浄化しない限り、ガンは日本中に蔓延《まんえん》していくだろう」と喝破《かっぱ》された。

当時、年間6万人のガン死者数が今や38万人を超えるほどになっており、森下博士の予言が的中している。

50年近くも前のわれわれの医学生時代の教科書に、ガン腫からは「ガン毒素が排泄されている」という記述があったのを覚えている。これこそが「血液の汚れ（毒素）

をガン腫に集結して排出している姿」であると考えられる。森下学説と完全に符号するのである。

ガンからは、必ず出血する。

肺ガン↓喀血、胃ガン↓吐血、大腸ガン↓下血、腎臓・膀胱ガン↓血尿
子宮・卵巣ガン↓不正出血、転移性腹膜ガン↓血性腹水……のごとく。

つまり、これも漢方・自然医学的に言うとガンの原因である「汚れた血」を出血によって浄化している姿と考えてよい。

ガンやその他の病気の予防のためには、適度な運動や適切な食生活によって、血液を汚さないこと、あるいは血液の汚れを取ることだ。

そのための具体的な方法は、2章、3章、4章などで述べた。

食べ物の陰陽を考えれば、高血圧は改善する

食べ物には、食べると体を冷やす「陰性食品」と体を温める「陽性食品」がある。

「陰性体質」の人は「陽性食品」を、「陽性体質」の人は「陰性食品」を摂ることによって、自分の「体質の偏り」を是正できる。その結果、「陽性過剰で起こる病気」（高血圧、痛風等）や「陰性過剰で起こる病気」（低血圧、うつ、リウマチ、胃炎等）といったものを改善することができる。

ちなみに、玄米、玄麦（黒パン）、大豆、芋類、トウモロコシ、アワ、キビ、ヒエなど、黄〜薄茶色をした食べ物は、体を冷やしも温めもしない**「間性食品」**で、陽性体質の人も陰性体質の人も、いつでも食べてよい食べ物で、人類が主食にしてきた所以《ゆえん》であろう。

なお、陰性体質の人が陰性食品を食べたいときは、熱、太陽光、塩、圧力を加えて陽性食品にしてから食べる必要がある。

陽性体質の人が陽性食品を食べたいときは、陽性を抑えるために「酢」を用いるとよい。たとえば、魚介類は酢をベースにしたドレッシングで和えてカルパッチョにするなど。

「陽性」「陰性」「間性」の分類

	宇宙	色	体質	かかりやすい病気	食品
陽性	太陽 夏 昼	赤 黒 橙	・男性、とくに禿げ頭 ・血圧が高め ・暑がり ・筋力があり活発 ・便秘がち	・高血圧 ・脳卒中 ・心筋梗塞 ・便秘 ・欧米型ガン（肺、大腸など） ・糖尿病 ・痛風	・北方産、硬い ・赤、黒、橙のもの ・塩、味噌、醤油、明太子 ・動物性食品（肉、卵、チーズ、魚、エビ、タコ、貝など） ・根菜（ゴボウ、ニンジン、レンコン、ショウガ、ヤマイモ） ・黒っぽいもの（紅茶、海藻、小豆、黒豆） ・日本酒、赤ワイン、梅酒、ウイスキーお湯割り
間性		黄	・陽と陰の中間の体質	・病気にはかかりにくい	・黄色のもの（玄米、玄麦、黒パン、トウモロコシ、イモ、大豆） ・北方産の果物（リンゴ、ブドウ、サクランボ、プラム）
陰性	月 冬 夜	青 白 緑 藍	・女性。男性ならば白髪 ・冷え性、低血圧 ・下痢（または便秘） ・体力がない ・朝弱く、宵っ張り	・低血圧、貧血、胃炎、潰瘍、胃ガン ・アレルギー、リウマチ、痛みの病気 ・うつ病、精神病 ・むくみ ・膠原病、バセドウ病	・南方産のもの（バナナ、パイン、ミカン、レモン、メロン、スイカ、トマト、キュウリ、カレー、コーヒー、緑茶） ・軟らかい、水っぽい ・青、白、緑色のもの ・葉菜類 ・白いもの（白砂糖、白パン、化学調味料、化学薬品） ・水、酢、牛乳、ビール、ウイスキー、コーラ、ジュース

体質と陰陽食品の摂取関係

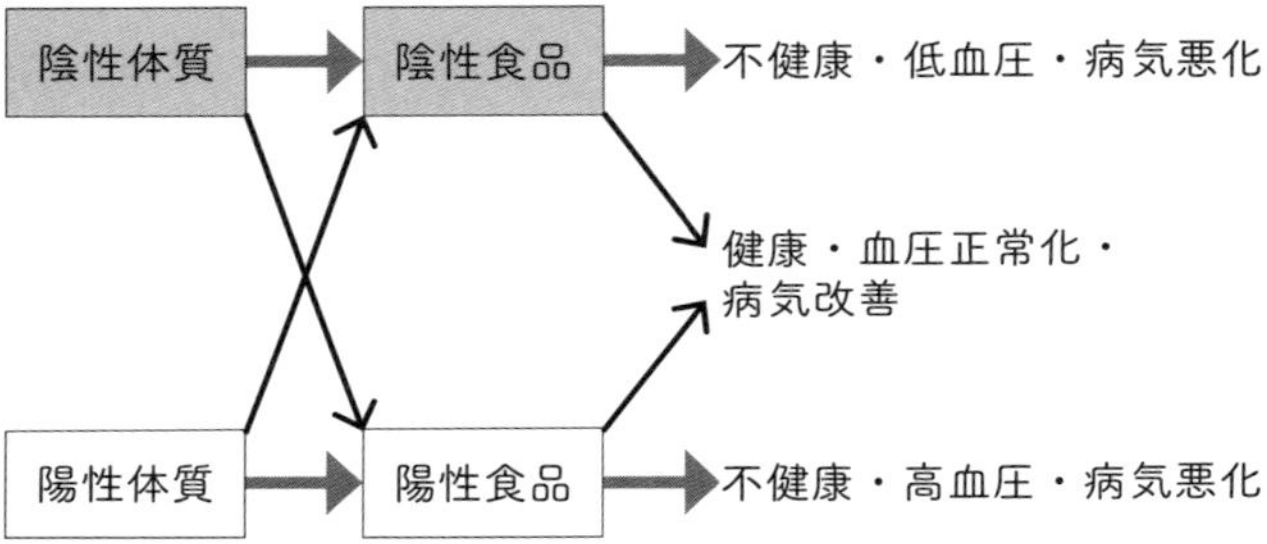

陰性食品を陽性食品にするワザ

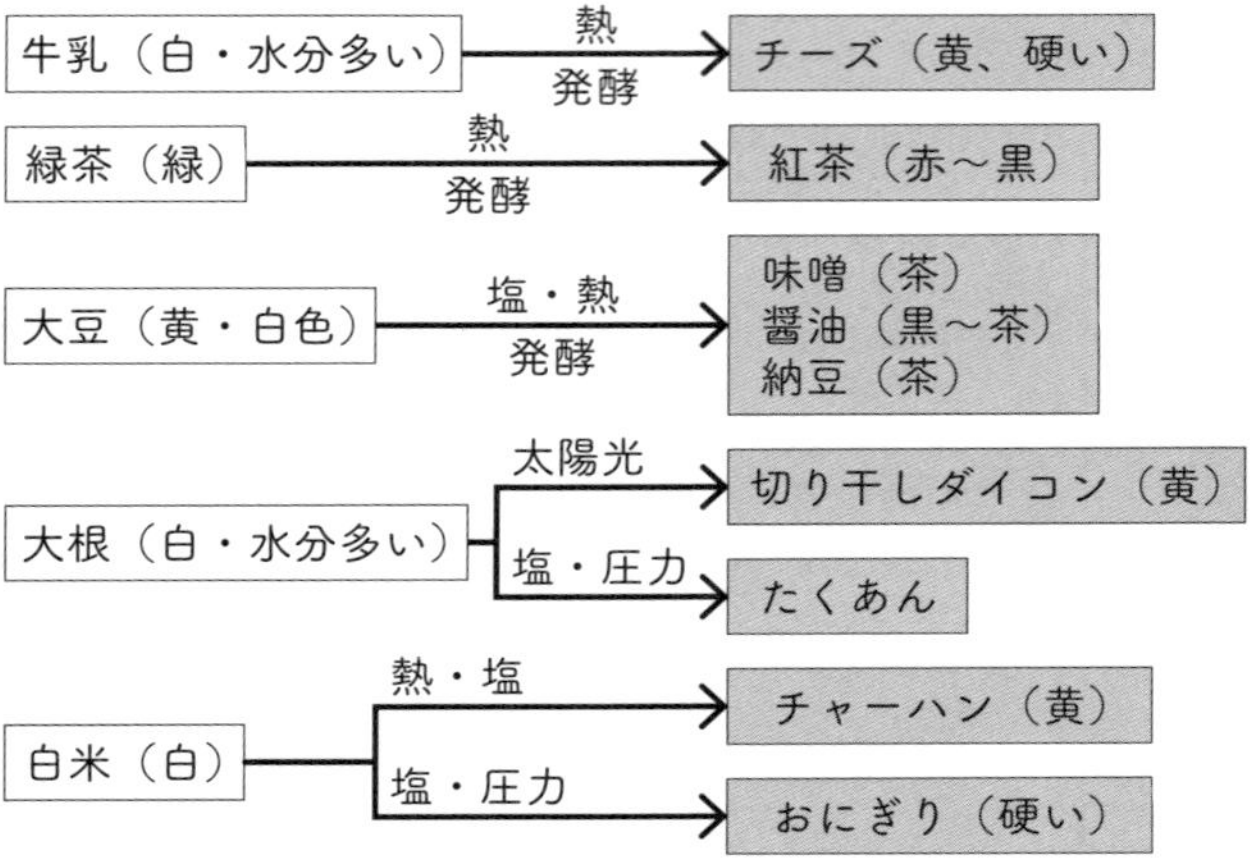

高血圧は「陽性過剰病」

高血圧は、この漢方の「陰陽論《いんようろん》」から考えると、「陽性（過剰）病」である。

よって、陰性食品（生野菜、南方産フルーツ、酢の物、牛乳、ビール、白米、白パン）と、間性食品をしっかり摂る必要があるし、本能的にそうした食べ物を好む。

また、漢方薬は体内の老廃物、余剰物（コレステロール、脂肪、糖）、熱を体外に排泄する「三黄瀉心湯《さんおうしゃしんとう》」「黄連解毒湯《おうれんげどくとう》」「防風通聖散《ぼうふうつうしょうさん》」「大柴胡湯《だいさいことう》」等を服用すると高血圧が改善していく。

しかし、近年本来は陰性体質なのに、高血圧を患っている人も少なくない。「冷え症なのに高血圧」「早期高血圧」の人や「夏に血圧が上昇する」人である。

そういう「陰性体質」の高血圧の人が塩を悪物にして減塩を続けると、さらに体が冷え、血管が縮んで血圧が上昇する。

陰性体質の「高血圧」の人は、塩をはじめ、肉、卵、チーズ、魚貝、塩ジャケ、メンタイコ、味噌、醤油等々の陽性食品を、本能が欲するなら、しっかり食べるべきだ。

陽性食品の摂取により、体が温まると血管が拡張して血流がよくなり、血圧が下がる。

陰性体質の「高血圧」の人が先に述べた「三黄瀉心湯」「大柴胡湯」などの漢方薬を服用すると、逆療法になり、血圧が下がるどころか、体調を崩すこともあるので要注意だ。

陰性体質の人の高血圧には、体を温める漢方薬である「七物降下湯《しちもつこうかとう》」「真武湯《しんぶとう》」「八味地黄丸《はちみじおうがん》」（とくに老人の高血圧）「加味逍遙散《かみしょうようさん》」（冷え、のぼせの更年期の高血圧）「釣藤散《ちょうとうさん》」などが効く。

保存版！　高血圧に効く漢方薬

■陽性体質の高血圧に効果を発揮する漢方薬

陽性体質に用いられる漢方薬は、防風通聖散、大柴胡湯、三黄瀉心湯、黄連解毒湯、柴胡加竜骨牡蛎湯《さいこかりゅうこつぼれいとう》などである。陽性の人の高血圧は体力があり、体の各臓器の力、エネルギーもあり余っている。そこで、こうした漢方薬によって体内から過剰な栄養分や老廃物や熱を排泄させ、そうした力を少し削いであげないと「エンジンのボイラーが爆発する」というタイプで、正真正銘の本来の高血圧である。

体内や血管内には、脂肪、コレステロール、尿酸などの栄養分、老廃物があふれ、ナトリウム（塩分）や水分もだぶついている。

その結果、動脈硬化が存在し、血液量や心拍出量も増大して、収縮期血圧（上）、拡張期血圧（下）ともに上昇しているという状態である。

（1）防風通聖散《ぼうふうつうしょうさん》

〈成分〉黄芩《おうごん》／甘草《かんぞう》／桔梗《ききょう》／石膏《せっこう》／白朮《びゃくじゅつ》／大黄《だいおう》／荊芥《けいがい》／山梔子《さんしし》／芍薬《しゃくやく》／川芎《せんきゅう》／当帰《とうき》／薄荷《はっか》／防風《ぼうふう》／麻黄《まおう》／連翹《れんぎょう》／ショウキョウ（ショウガ）／滑石《かっせき》／無水芒硝《むすいぼうしょう》

防風通聖散は、肥満、とくに腹部脂肪が多い太鼓腹《たいこばら》で、便秘傾向と尿量減少の傾向を持つ人の高血圧、動脈硬化、脳溢血《のういっけつ》、むくみに効果がある。

成分は前ページのとおり18種類の生薬でできているが、主作用は、発汗、排尿、便通を促進し、体内の余剰物（コレステロール、脂肪）、老廃物（尿酸など）、塩分、水分を体外に排泄し、体重を減らすことにより、高血圧症、動脈硬化を改善する。

この成分のうち、大黄と硫酸ナトリウムは緩下《かんげ》作用を持ち、大便として老廃物を捨てる。白朮、滑石は利尿をうながし、余分な水分と塩分を排泄する。

（2）大柴胡湯《だいさいことう》

〈成分〉柴胡《さいこ》／半夏《はんげ》／黄芩／芍薬／大棗《だいそう》／枳実《きじつ》／ショウキョウ（ショウガ）／大黄

防風通聖散と同様、陽性体質の人に用いられるが、右季肋部《みぎきろくぶ》（肝臓部）の圧迫感があり、みぞおちも硬く張っているという特徴を持つ人に使われる。

便秘や肩こり、耳鳴りなど、血行不順の症状を伴うことが多い。

右上腹部の苦満感《くまんかん》、圧迫感は、肝機能が低下していたり、体内に栄養過剰状態があることを表す。

耳鳴り、肩こりなどは、コレステロールや脂肪など、栄養過剰物の血管内壁への沈着→動脈硬化の結果として起こる循環障害と考えられる。

成分は8種類の生薬でできているが、大黄、枳実が緩下作用を示し、柴胡、黄芩が消炎、解熱作用を発揮し、陽性過剰よりくる発熱、エネルギー過剰に対して鎮静的に働く。

高血圧、動脈硬化に効果があるが、胆石、肝機能障害を併せ持つ人により効く。

(3) 三黄瀉心湯《さんおうしゃしんとう》

〈成分〉大黄／黄芩／黄連《おうれん》

三黄瀉心湯は右記のとおり3つの成分から成り、大黄が老廃物を大便で捨てる緩下作用を有し、黄連、黄芩が、上半身の充血を取り去る。

このクスリを用いる目標として、防風通聖散や大柴胡湯を用いるほど肥満して、体内に余剰物や老廃物をためてはいないが、十分に体力があり、上半身に血が上昇して、のぼせの症状や、気分のイライラを伴う、赤ら顔の脳卒中体質の人に使われる。

つまり、「頭寒足熱」が健康の基本であるのに、下半身は冷える傾向にあり、「頭熱・足寒」になっているタイプの高血圧症に用いられる。

「頭熱足寒」のために、血行不順を来《きた》し、その結果、血液の成分の変化も現れて、鼻血、吐血、下血などの出血傾向が出現したりする。

三黄瀉心湯はこういう体質と症状を持つ人の高血圧、動脈硬化、不眠症、脳溢血、鼻出血、吐血、下血などに効果がある。

(4) 黄連解毒湯《おうれんげどくとう》

〈成分〉黄連／黄柏《おうばく》／黄芩／山梔子

右記のとおり4つの成分より成り、黄連、黄芩は上半身の充血・炎症を抑え、黄柏、山梔子は利尿作用と消炎作用を持つ。

三黄瀉心湯とほぼ同様の作用を示すが、三黄瀉心湯を使う人よりやや体力は劣っていてもよいし、便秘もないことが多い。

「頭熱足寒」の状態を改善し、その結果、血行をよくし、血液成分の異常を正して、鼻血や女性の「血《ち》の道症《みちしょう》」（女性ホルモンの変動で生じる症状）を治癒する。

つまり、比較的体力があり、のぼせ気味でイライラする人の高血圧、脳溢血、吐血、下血に効果がある。

（5）柴胡加竜骨牡蛎湯《さいこかりゅうこつぼれいとう》

〈成分〉柴胡／半夏／桂皮《けいひ》／茯苓《ぶくりょう》／黄芩／大棗／ニンジン／牡蛎《ぼれい》／竜骨《りゅうこつ》／ショウキョウ（ショウガ）

右記のとおり、10の成分より成るが、主薬は竜骨（化石化した哺乳類の骨）と牡蛎（カキガラ）で、この両者には、もっとも優秀なカルシウムが多量に含まれる。

つまり、精神を安定させ、筋肉や血管の緊張をゆるめて、降圧効果を発揮する。

よってこのクスリは、**見かけに似合わず繊細で、精神不安があり、物音などにも驚きやすい人や、不眠を伴う高血圧や動脈硬化、心臓病に効果がある。**

■陰性体質の高血圧に効果を発揮する漢方薬

（1）釣藤散《ちょうとうさん》

〈成分〉石膏／陳皮／麦門冬《ばくもんどう》／半夏／茯苓／ニンジン／防風／甘草／ショウキョウ（ショウガ）／釣藤鈎《ちょうとうこう》／菊花《きっか》

このクスリは、脳動脈硬化を予防・改善する作用があり、ボケや脳卒中の予防薬にもなる。「体力が中等度からやや低下（陰性体質）した中年の人の高血圧で、朝方、起床時に頭痛、肩こり、めまい、耳鳴り、のぼせ等を訴える場合」に用いられる。

今まで説明してきた、「陰性の高血圧」にぴったりの処方ということが、おわかりいただけるだろう。

朝鮮ニンジンやショウガなど、体を温め、体力をつけ、ふつうは高血圧に禁忌とされる生薬が配合されているところにも、この薬が陰性の見かけ上の高血圧に効くことが推測できる。

朝鮮ニンジンは血圧を上げるから、高血圧症の人は用いてはならない、というのが一般常識だ。

しかし、陽性の高血圧にはもちろん禁忌だが、下半身が冷えるタイプの高血圧には、下半身を温めて、血を降ろし、高血圧を改善してくれるので、むしろ積極的に用いるべきである。

(2) 七物降下湯《しちもつこうかとう》

〈成分〉芍薬／当帰／黄耆《おうぎ》／地黄／川芎／黄柏／釣藤鈎

「体質が虚弱で、全身倦怠感《ぜんしんけんたいかん》、下半身の冷え、頻尿を伴う、とくに拡張期高血圧」の人に使用される。

配合生薬も、当帰、黄耆、地黄、川芎など、体を温め、体力をつける陽性の生薬が主体であることからも、陰性の高血圧のクスリと言える。

このような降圧剤は西洋医学には皆無だし、「体の冷え」や「体力低下」から高血圧が起こるという考え方も、西洋医学には存在しない。

(3) 加味逍遙散《かみしょうようさん》

〈成分〉柴胡/芍薬/蒼朮《そうじゅつ》/当帰/茯苓/山梔子/牡丹皮《ぼたんぴ》/甘草/ショウキョウ(ショウガ)/薄荷

「体質虚弱な婦人で、疲れやすく、精神不安、不眠、イライラなどの精神症状を伴い、下肢《かし》は冷えているのに、発作的に上半身の灼熱感《しゃくねつかん》と発汗が起こる人で、更年期障害が存在し、そのひとつの症状として高血圧がある場合」に用いられる。

このタイプこそ「冷え・のぼせ」(ホット・フラッシュ=更年期に起こる症状)の典型で、「若い頃は低血圧であったのに、あるときから急に高血圧になった」というような人が多い。

配合生薬もほとんど体を温め、栄養を補う陽性薬である。

（4）八味地黄丸《はちみじおうがん》

〈成分〉地黄／山茱萸／山薬《さんやく》／沢瀉《たくしゃ》／茯苓／牡丹皮／桂皮／修治附子末《しゅうちぶしまつ》

8つの生薬のうち、5つが根の生薬でできている。**「下肢、腰の痛み、冷え、むくみ、インポテンツ、頻尿、眼の疲れなど、明らかに老化現象と併行して血圧も上昇してきた」**というタイプに用いられる。

いわゆる足腰の弱った老人の高血圧によく使われる。

（5）真武湯《しんぶとう》

〈成分〉茯苓／芍薬／蒼朮／ショウキョウ（ショウガ）／修治附子末

「手足や体の冷えがひどく、下痢、腹痛、めまい、動悸などがあり体力の低下が明らかなのに、血圧が高い」という人に用いられる。

このように陰性中の陰性の体質の高血圧患者に化学的な降圧剤を使うと、「体力低下、やる気の喪失、嘔気、めまい等々」の重篤な副作用が起こってくることが多い。また、こうした陰性の高血圧の人に、塩分などを制限すると逆療法ということになる。「茯苓、蒼朮で体内の余分な水分を捨てて体の冷えを取り、芍薬、ショウガ、附子で強力に体を温める」というような生薬の配合がなされている。

(6) 桂枝加竜骨牡蛎湯《けいしかりゅうこつぼれいとう》

〈成分〉桂皮／芍薬／大棗／牡蛎／竜骨／甘草／ショウキョウ（ショウガ）

主薬は、竜骨、牡蛎という優秀なカルシウムを豊富に含んだ生薬で、他に桂皮、芍薬、大棗、ショウガなど、体を温め体力をつける生薬が配合されている。

よって、**「体力のない人で、精神不安、不眠、全身倦怠感、手足の冷え、寝汗などを訴え、神経過敏な人の高血圧」**に用いられる。

つまり、西洋医学なら、精神安定剤を処方されるような高血圧に効果がある。

同様に、精神安定剤を用いるような患者でも、体力があり陽性ならば、柴胡加竜骨牡蛎湯を用いることについては、すでに述べた。

その漢方薬が自分に効くか、効かないかの見分け方

漢方医学は、極めると、難解な医学だ。

体質や症状を「陽と陰」の他、「表と裏」「熱と寒」「実と虚」「乾と湿」などに分けて「証《しょう》」を決定し、処方するクスリの性質も同様に分類して証に合った漢方薬を処方する。両者の「証」と「処方薬の質」が、鍵と鍵穴のごとく一致すると神効を発揮する。

すべて経験と勘による診断、治療であるため、漢方医学の習得には、相当の年月を要する。西洋医学もやりながら、漢方医学もマスターする、という芸当はなかなかできるものではない。

私は、漢方薬処方を主体とする自由診療のクリニックを35年間続けているが、漢方医学をマスターしたなどとは、とても言えない。

しかし、処方した漢方薬が、その患者さんに効くか、効かないかを見極める「奥の手」を、長年の漢方診療で会得した。

漢方薬(粉)を患者さんがなめて、「旨い」と感じるものは、必ず効くし、「苦い」「まずい」と感じるものは、まず絶対に効かない。今まで述べてきた高血圧に効く漢方薬も同様である。

体の本能が、「病気に効く」「体調がよくなる」と感得した場合、「旨い」というサインを出すわけだ。

たとえば、「女性の肩こり、頭痛、めまい、生理痛・不順、更年期障害」等々、漢方で言う「血の道症」に効く漢方薬は、主に次の3つがある。

当帰芍薬散《とうきしゃくやくさん》……色白でポッチャリした体力のない女性
桂枝茯苓丸《けいしぶくりょうまる》……体力中等度の女性
桃核承気湯《とうかくじょうきとう》……高血圧傾向で便秘気味の体力のある女性

問診、触診、視診で、どのクスリを処方するかは90％以上判断できるが、どうしても確信がつかないときは、3つの薬をひとつずつなめてもらい「旨い」と感じられるものにする。

半年、1年と服用しているうちに、「まずい」とか「クスリの臭いが嫌だ」という、本能的な拒否サインが出てくるときは、症状がよくなっていて、そのクスリが不要となってきていることを表す。必要がなくなると「まずい」と感じるのである。

「葛根湯《かっこんとう》」を風邪の人に飲ませると「旨い」と言うが、治ってから飲ませると「まずい」と訴えるのも同様だ。

Column

Q4　寝不足の朝、血圧が高くなっているのはなぜ？
A　寝不足だと交感神経が優位になるので血圧が上がる。

昼間は、「活動の、闘いの」神経である交感神経が優位に働いているので、血圧は上昇傾向にある。

しかし、睡眠時は、「リラックスの、休息の」神経である副交感神経が優位に働くので、血圧は下がる。

そんな中、「寝不足」は「交感神経が働いている時間が長い」ということになるので、血圧が上昇するのである。

129〜130ページを参考にして、よい睡眠をとるべし。

また、睡眠時間を8時間前後などと十分にとっているつもりでも、睡眠時無呼吸症候群（SAS）の人は、夜、寝ている間に、何回も呼吸が止まって低酸素状態に陥り、交感神経が活発化して、血圧が上昇する。

SASの人に、狭心症、心筋梗塞、心房細動という病気が起こりやすいのもそのためだ。

SASの人は、専門医を受診し、CPAP《シーパップ》（鼻に装着する空気マスク）などで治療をする必要がある。

6章

死に至る病気の元凶は高血圧

「高血圧」とは何か?

本書も後半になってきたが、ここで「高血圧」について、漢方的な視点をまじえながら述べていく。

血液の流れによって生ずる血管壁へ加わる力が「血圧」であり、水銀血圧計の水銀柱の高さ＝mmHgで表される。

「心臓の収縮によって、動脈へ送り出される血液の量（心拍出量）」と「血液を受けとめる血管の太さや硬さ（血管抵抗）」によって主に決まる。他に血液の粘度（血液のドロドロ度）、神経やホルモンの作用も微妙にからんでいる。

最大（収縮期《しゅうしゅくき》）血圧＝心臓が収縮しているときの血圧（いわゆる上の血圧）
最小（拡張期《かくちょうき》）血圧＝心臓が拡張しているときの血圧（いわゆる下の血圧）

この**2つの差を「脈圧《みゃくあつ》」という。**

血圧は、1日のうちで種々の条件により簡単に変化する。

一般に上（収縮期）の血圧のほうが、下（拡張期）の血圧より変動が大きい。不安、恐怖、興奮、感動、寒さ、運動、熱い風呂等々で、交感神経が刺激されて、副腎髄質からアドレナリンが大量に分泌されると、血管が収縮し、心臓の収縮力、推進力も増して血圧（とくに収縮期血圧）が上昇する。こうした収縮期血圧の上昇は、その要因がなくなると正常化するので、さほど心配はない。

しかし、血管の抵抗の増大（動脈硬化など）によって上昇する拡張期（下の）高血圧は問題がある。

血圧の左右差があると死亡率が上がる

心臓の左心室から出ている大動脈は、左右の頸動脈《けいどうみゃく》と鎖骨化動脈《さこつかどうみゃく》に分かれ、それぞれ頭頸部《とうけいぶ》と上肢へ血液を送り出す。

鎖骨化動脈は、大きくカーブしており、狭窄《きょうさく》が起きやすい傾向がある。

もし、左の鎖骨化動脈で狭窄が起こると、その下流にある左上腕で計る血圧は、狭窄が強いほど低くなる。

よって、上腕で計る血圧の左右差から、動脈硬化の重症度や、それから起こる脳卒中や心筋梗塞《こうそく》のリスクの程度を推定できる。

２０１２年、世界的に権威のあるイギリスの医学誌『Lancet《ランセット》』に「血圧の両腕測定は、心臓病などの死亡リスクを予測できる」という内容の論文が掲載された。

かいつまんで説明すると、「左右両腕の上の血圧の差は通常は〝5㎜Hg〟内であるが、〝10㎜Hg〟以上になると、鎖骨化動脈の狭窄が進んでおり、〝15㎜Hg〟になると四肢など末梢《まっしょう》動脈の病気（バージャ病など）のみならず、脳卒中・心筋梗塞による死亡が多くなる」というもの。

よって、家で血圧を測ったときに、左右差が10㎜Hgあったら、病院に行くべし。

病気リスクが上がる「早朝高血圧」

血圧は、

（1）起床後2時間以内の血圧が130／85㎜Hg以上

（2）起床後の収縮期（上の）血圧が就寝前の収縮期血圧より20㎜Hg以上高い

ときに「早朝高血圧」と診断される。この早朝高血圧の人は、

・脳卒中や心筋梗塞などの発症リスクが5～6倍になる

・高血圧性心臓病を発症しやすい

・無症候性脳梗塞《むしょうこうせいのうこうそく》のリスクが高い

……等々、危険視されている。

「早朝高血圧」の原因は、夜間就寝中の副交感神経《ふくこうかんしんけい》優位の状態から、起床後、交感《こうかん》神経優位の状態にスイッチが急に切り換わるから、と西洋医学では説明されている。

高血圧の分類

	収縮期血圧		拡張期血圧
至適血圧	120未満	かつ	80未満
正常血圧	130未満	かつ	85未満
正常高値血圧	130〜139	または	85〜89
軽症高血圧	140〜159	または	90〜99
中等症高血圧	160〜179	または	100〜109
重症高血圧	180以上	または	110以上

高血圧の基準が変わっている！

終戦（１９４５年）以降、高血圧とは上＝１６０㎜Hg以上、下＝95㎜Hg以上（１６０／95㎜Hg以上）とされてきたが、２０００年に、日本高血圧学会が「１４０／90㎜Hg以上を高血圧にする」と発表し、２００４年には「１３０／85㎜Hg未満が望ましい」と、高血圧の基準値がだんだん引き下げられていった。その結果、日本の高血圧患者の推定数が３７００万人となった。

よって、１３０／85㎜Hg以上なら降圧剤（血圧を下げる薬）が処方される傾向になっていった。

70歳以上の高齢者の45～53％くらいの人が、降圧剤の服用をしているという調査もある。

２０１４年の「高血圧治療ガイドライン」で、血圧は、「病院で１４０／90㎜Hg、家庭なら１３５／85㎜Hg、高齢者は１５０／90㎜Hgまで考慮可能」と、やや緩和されたが、それでも十分に厳しい数値である。

■日本人間ドック学会VS日本高血圧学会

日本人間ドック学会は２０１４年４月、検査基準の数値が厳しすぎる、との指摘を受け、「２０１１年に人間ドックを受けた約１５０万人の中から過去に大きな病気に罹患しておらず、喫煙もせず、飲酒は１日１合未満で、常用薬もない健康な男女約34万人を選び、さらに、その中の超健康人１万人を対象に分析した」結果、血圧、コレステロール、中性脂肪、肥満度の新基準を発表した。

すべての検査値で、ずいぶん正常範囲が緩和されている。

これに対して「日本高血圧学会」が、素早く「人間ドック学会の基準範囲は、検査値の基準としてはきわめて妥当な方法に基づくものであるが、高血圧の基準値の考えとは異なる」と反論。

つまり、人間ドック学会の新基準は「健康な人の検査値から統計学的に割り出していて、健康な人はこの範囲だったのは間違いないが、だからと言ってこの範囲なら健康になれるとはならない」というもので、何やら「禅問答《ぜんもんどう》」のようで、釈然としない。

米国でも「米国高血圧合同委員会」は、2014年2月に「60歳以上の血圧目標値を140／90㎜Hgから150／90㎜Hgへとゆるめる」ガイドラインを発表した。

これにより「高血圧の治療が必要とされる成人の割合は41％から32％に減少する」「血圧管理が不十分と見なされていた1350万人の成人が十分に管理できていると見なされることになり、このうち580万人は今後、降圧剤が不要になる」という。

高血圧がもたらす恐ろしい病気、ワースト5

高血圧が長期にわたると、血圧という機械的刺激のために血管内皮《けっかんないひ》（血管の内表面

日本人間ドック学会の「新基準(中間報告)」と「従来の基準値」

		単位	性別	新基準値(年齢)	従来基準	意義や疑いのある病気
肥満度	BMI	体重(kg)÷(身長(m)×身長(m))	男	18.5-27.7	25未満	
			女	16.8-26.1		
血圧	収縮期(上) 拡張期(下)	mmHg mmHg		88-147 51-94	129以下 84以下	高い…高血圧
糖尿	空腹時血糖	mg/dL	男	83-114	99未満	高い…糖尿病
			女	78-106		
	HbA1c	%	男	4.97-6.03	5.5未満	2～3か月の血糖値の平均を表す検査。高い…糖尿病
			女	4.83-5.83(30-44歳) 4.96-6.03(45-64歳) 5.11-6.20(65-80歳)		
脂肪	総コレステロール	mg/dL	男	151-254	140～199	高値…脂質代謝異常、動脈硬化
			女	145-238(30-44歳) 163-273(45-64歳) 175-280(65-80歳)		
	LDLコレステロール(悪玉)	mg/dL	男	72-178	60～119	高値…動脈硬化、血栓症(心筋梗塞、脳梗塞)
			女	61-152(30-44歳) 73-183(45-64歳) 84-190(65-80歳)		
	中性脂肪	mg/dL	男	39-198	30～149	高値…動脈硬化、糖尿病
			女	32-134		
肝機能	GPT(ALT)	U/L	男	10-37	0～30	高値…肝機能障害(肝炎、肝ガン、脂肪肝)
			女	8-25		
	γ-GTP	U/L	男	12-84	0～50	高値…アルコール過飲、胆汁うっ滞性肝障害
			女	9-40		
腎機能	クレアチニン	mg/dL	男	0.66-1.08	1.0未満	高値…腎機能障害
			女	0.47-0.82	0.7未満	
	尿酸	mg/dL	男	3.6-7.9	2.1～7.0	高値…痛風
			女	2.6-5.9		

の細胞）が傷害される。
その傷害のダメージは、動脈のほうが断然強く、全身の動脈の粥状硬化《じゅくじょうこうか》、脆弱《ぜいじゃく》化（動脈硬化）が進み、出血（脳出血）や血栓（脳梗塞、心筋梗塞）、大動脈瘤の形成、破裂が起きてくる。

動脈硬化により血管抵抗が増大すると、その分だけ心臓は強い力で血液を押し出さなければならなくなる。その結果、心臓の左心室《さしんしつ》が肥大し、やがて、心臓全体が肥大してくる。すると、心筋の酸素消費量が増えるので、心筋に栄養を送ってくれている冠動脈《かんどうみゃく》の血液量や酸素供給量は相対的に少なくなり、心筋の収縮力が低下して、心不全（高血圧性心臓病）を招く。

脳動脈の硬化は、脳出血や脳梗塞の最大要因になる他、脳の血流不全による脳血管性認知症（ボケ）の原因になるし、脳の前面に位置する目の網膜《もうまく》の出血や閉塞《へいそく》（高血圧性網膜症《こうけつあつせいもうまくしょう》）を起こし、視力低下を招く。

下肢の動脈硬化で血流が悪くなり、また、血栓が生じると、歩行がままならなくなる（間欠性跛行《かんけつせいはこう》）。

つまり、高血圧の合併症はすべて心臓・血管系に現れてくる。

よって、高血圧の治療目的は、ひとえにこれらの恐ろしい2次的疾患を防ぐことにあると言ってよい。以下で2次的疾患について述べる。

ワースト1　脳梗塞・脳出血

脳梗塞（血栓《けっせん》）も、脳出血も、「発生部位から先の血流が途絶え、脳細胞に栄養や酸素が供給されないために、脳動脈が壊死し、言語障害や運動麻痺《まひ》が起こる」わけだから、結果的にはどちらにも同様の症状が出現する。

脳梗塞と脳出血では、治療の仕方が正反対になる。前者は出血をうながすクスリを、後者は出血を止めるクスリを使うのだから。

いずれにせよ脳卒中で病院に運ばれると、CTやMRIなどの優秀な医療器機による画像で脳梗塞か脳出血かの診断がなされる。

しかし、専門家の見解を医学的に結論づけると、梗塞か脳出血かは、以下のような

脳出血と脳梗塞になりやすい人の傾向

脳出血	脳梗塞
早期高血圧の人	日中の最高血圧に比べ、夜間の最高血圧が10％以上下がらない人
毎年血圧が急上昇していく、やせ型の人	毎年血圧が急上昇していく、肥満の人

経過や症状でかなりの高率で鑑別されるとのこと。

■脳梗塞・脳出血の症状

(1)腕や下肢にマヒ、シビレが生じ、「立てない」「歩けない」「ふらつく」などの症状が起こるが、特徴はほとんど「片側性（片方のみ）に現れる」点である。

(2)ろれつが回らない、片方の口角からヨダレが出てくる、片方の口角が下がる、片方の額のシワが寄せられない。

(3)言葉が出てこない、相手の言って

いることの意味がわからない。
(4)片方の目が見えない、視野が半分になっている。
このような症状がひとつでもあったら、脳出血または脳梗塞が強く疑われるので、迷わずすぐに救急車を呼ぶべきだ。


脳梗塞の場合発症後2~3時間以内なら「t-PA(アルテプーゼ)」の注射で血栓《けっせん》溶解療法《ようかいりょうほう》が可能となる。脳出血の治療も早いに越したことはない。

さて、脳梗塞の患者の約40%は発症前の健常時と同じくらいまで回復し、残りの約60%は後遺症が残ったり、死亡したりする、とされている。

60%の内訳は、社会生活が困難な人=約23%、なんとか自立できる程度の後遺症の残る人=約20%、死亡する人=約17%とのこと。

脳梗塞が起きる前にT・I・A(Transit Ischemic Attack=一過性脳虚血発作《いっかせいのうきょけつほっさ》)が発現していることが少なくない。

脳動脈に詰まった血栓が、数秒~数十分の間に押し出されて、一時的に発現した脳梗塞の症状が消失する状態を言う。患者は「気のせい」などと見過ごすことも少なくないが、T・I・Aの発作後、3か月以内に約20％の人が、脳梗塞を発症する。そのうち半数はT・I・Aを起こしてから数日以内に、脳梗塞を起こす。

脳梗塞を起こすリスクを予測する方法＝「ABCD2」スコアを、次に紹介する。

T・I・Aが起きたときは、次の点をチェックする。

①年齢＝60歳以上＝「1点」
②血圧＝140／90㎜Hg以上＝「1点」
③体の「片側マヒ」＝「2点」
④マヒなしの構音障害《こうおんしょうがい》（発音が正しくできない）＝「1点」
⑤症状持続時間＝60分以上「2点」、0～59分「1点」
⑥糖尿病あり＝「1点」
合計点数が「3～4点以上」は本格的な脳梗塞になるリスクが高い。

脳卒中専門雑誌『stroke《ストローク》（卒中）』（２０１４年12月18日オンライン版）に、京都大学ゲノム医学センターの田原康雄教授らの**「脳卒中（脳梗塞、脳出血）の危険性を予測する簡単な検査法」**が掲載されている。

「１４００人の男女（平均年齢＝67歳）に、１分間、片足でバランスを取ってもらい（片足立ち）、ＭＲＩスキャンを実施した」ところ、**「片足で20秒立てない人の場合、脳内の微小な血栓や出血をしている確率が高まる」**ことがわかった。

２か所以上の軽度脳卒中のある人に「約33％」、１か所の脳卒中のある人には「約16％」のバランス障害（片足で20秒以上立てない）が見られるという。

ご自分で試してみて、20秒以上立てなかったら、病院へ相談するべし。

脳卒中は「尻欠ける病」

一般に、脳卒中の危険因子として、**①高血圧、②高脂血症（血中のコレステロール、中性脂肪が高い）、③糖尿病、④肥満、⑤喫煙**……などがあげられる。

しかし、私は30年以上も前から脳卒中は「尻欠《しりか》ける病」だと主張してきた。40歳もすぎると誰しも尻、太もも、下肢の筋肉が衰えて、さびしくなってくる。先に述べたように、その結果、下半身より上昇した血液は脳にあふれ（脳溢血《のういっけつ》）、脳動脈の中で血栓や出血を起こす。そういう状態が、私が言う「尻欠ける病」だ。

下半身の筋力・筋量が低下すると「片足立ち」の持続時間が短くなるのは当然だ。自分の後ろ姿を鏡でチェックしてみて、尻や太ももなどが若い頃より細くなっていたら要注意。

脳梗塞の予防には、何でもよいので下半身の筋肉を鍛えることが一番大切だ。オススメの運動は2章で紹介した。

■脳卒中の疑いの有無の判断基準

２００９（平成21）年３月より東京消防庁が導入している脳卒中かどうかの判断基準によると、次の３つの項のうち１つでも当てはまれば、脳卒中の可能性＝72％だという。

（1）歯を見せて笑ってもらうと、顔にゆがみが生ずる。

（2）目を閉じて、手の平を上にして10秒間両腕を上げさせ、片方だけが上がらないか、上がり方に差がある。

（3）話をしても、不明瞭な言葉が出たり、まったく話せない。

以上のような症状が出たら、即、救急車を呼ぶべし。

ワースト2　狭心症・心筋梗塞

心臓の筋肉（心筋）へ栄養と酸素を供給している血管が、動脈硬化などにより狭細化しているところへ、１０４ページで述べた３Ｅ（運動、食事、精神ストレス）の状態が加わると狭心症《きょうしんしょう》が発症する。

つまり、運動により、食事により、ストレスにより、それぞれ血液が筋肉、胃腸、脳へ多く巡ると、心筋への血流が少なくなるからである。

胸骨下部《きょうこつかぶ》、左前胸部《さぜんきょうぶ》に、胸部圧迫感、違和感、胸部絞扼感《きょうぶこうやくかん》を伴う激しい痛みが走る。

痛みが左肩、左腕、あご、みぞおち（胃の痛みに間違われることもある）に放散することもある。

痛みは3分以内、長くても15分以内で治まるのが狭心症の痛みである。

この〝ふつうの〟狭心症は「労作性《ろうさせい》狭心症」と言われるが、安静時に冠動脈が一過性にけいれんを起こして心筋への血流が低下して起こる狭心症は「冠攣縮性《かんれんしゅくせい》狭心症（異型狭心症）」と言われる。

胸痛が、15分以上続くときは、冠動脈が血栓により閉塞し、そこより先の心筋への栄養・酸素の供給が途絶えて心筋が壊死して起こる「心筋梗塞」の可能性が大である。

急性心筋梗塞による死亡の60％が、発症後の1時間以内に集中しているので、**3分以上続く胸痛発作が生じたら、ためらわずに救急車を呼ぶこと**だ。

救急車を呼んでから到着するまでの時間は全国的に平均7分とされているが、万一、その間に心停止（このときは呼吸がない）したら胸骨圧迫《きょうこつあっぱく》（心臓マッサージ）を行う必要がある。心停止後10～15秒で意識を失い、心臓マッサージをしないまま、3分以上経つと脳細胞の損傷が始まり、10分を経過すると死亡する。心臓マッサージの目的

胸骨圧迫による心臓マッサージ

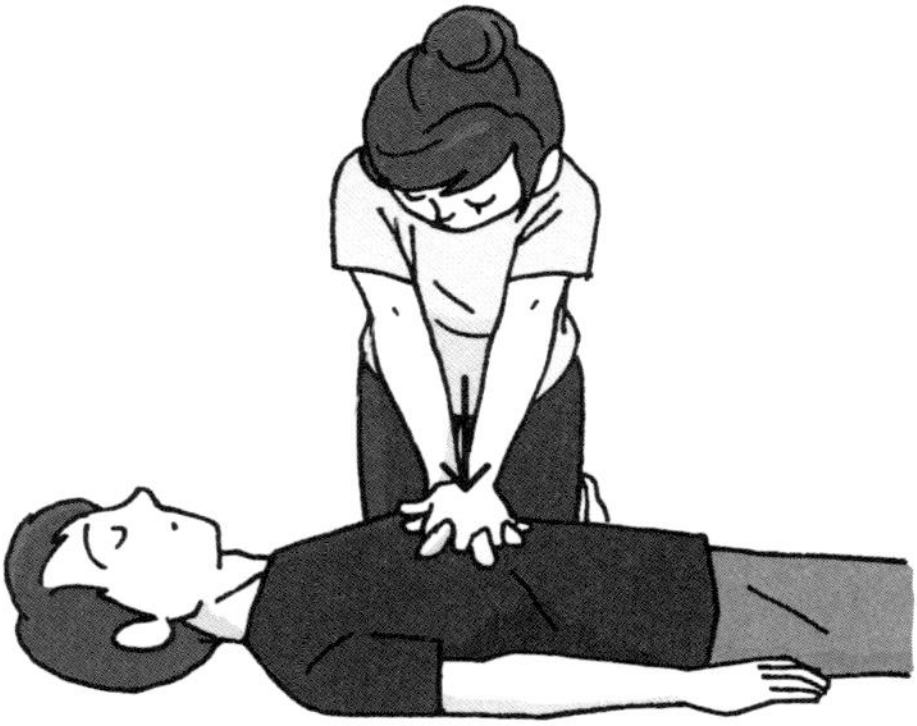

胸骨の下3分の1のところを、両手を重ねて胸が4～5㎝沈む強さで、1分間に約100回の速さで行う。

は、心臓を蘇生させるだけでなく、脳に血液を送ることである。

胸骨圧迫による心臓マッサージは「胸骨の下3分の1のところを、両手を重ねて胸が4～5センチ沈む強さで、1分間に約100回の速さで行う」。

労作性狭心症、心筋梗塞の主な危険因子は、**①高血圧、②悪玉（LDL）コレステロールの増加、③糖尿病、④喫煙習慣**の4つだ。

一方、①～④がまったく存在しないのに狭心症の発作を起こす人がいる。これは冠動脈《かんどうみゃく》が一時的にけいれんを起こすことで発症する。安静時や寝ているときに胸が苦しくなったり、息苦しくなったりするもので、先に述べた「異型狭心症」で、「安静時狭心症」とも言われる。

なお、動脈硬化と関係ない心筋梗塞に「冠動脈解離《かんどうみゃくかいり》」がある。冠動脈の中膜が裂けて心筋への血流が途絶えることで起き、30～60歳代の女性に多いのが特徴だ（一般の心筋梗塞は平均年齢65歳の男性に多い）。

心筋梗塞の西洋医学的予防法は「ＬＤＬコレステロール値を下げること」が最重要視されている。

米国ではＬＤＬ値が正常の糖尿病患者にも「ＬＤＬコレステロール低下薬」（スタンチン製剤）が処方されているほどである。

ワースト3　大動脈解離・大動脈瘤破裂

心臓から全身に血液を送り出す大動脈壁の内膜が破れて動脈にコブ（動脈瘤《どうみゃくりゅう》）がで

き、そこから内膜を引きはがすように血液が流れ込んで裂けたり（大動脈解離《だいどうみゃくかいり》）、動脈瘤が破裂する病気だ。

胸部大動脈瘤《きょうぶだいどうみゃくりゅう》、胸腹部大動脈瘤《きょうふくぶだいどうみゃくりゅう》、腹部大動脈瘤《ふくぶだいどうみゃくりゅう》に分類される。

最大の発症要因は、高血圧と動脈硬化である。

大動脈解離や動脈瘤増大・破裂の前兆として、以下の症状が出たら要注意。

・**胸部大動脈～上行大動脈（心臓より上に位置する）の場合**

……持続的な胸痛があり、痛みはのど元から背中に広がっていく。軽い場合、胸の圧迫感、手足のしびれ、めまいの症状で発現することもある。

・**下行大動脈（心臓より下に位置する）の場合**

……突然の背部痛に続き腰のほうに痛みが進行する。

・**胸部大動脈**……腰痛、腹痛。

ストレスを感じたり、入浴時の脱衣所と浴室の温度差、車の運転中など、血圧が急上昇するときに発症しやすい。50歳代以降に多く、人口10万人当たり15人くらいの発症率である。

狭心症の痛みが15分以内に治まることが多いのに比べ、大動脈解離や瘤破裂による痛みは30分以上続くことが多い。

発症後24時間以内の手術で80％、48時間以内なら50％が救命できる。

よって、高血圧の持病があり、こうした尋常では感じなかった痛みが生じた場合、すぐに救急車を呼ぶべきである。

ワースト4　高血圧性腎臓病

高血圧が長く続いて動脈硬化が進むと、当然、腎臓に栄養と酸素、水を運んでいる腎動脈《じんどうみゃく》も硬化して、血流が悪くなり、腎臓の働きは低下し、腎臓の細胞も減少していき、「腎硬化症《じんこうかしょう》」に陥る。

もちろん悪化すると、人工透析が必要になる。

高血圧の人で、尿検査で「タンパク尿」を指摘される人は、「高血圧性腎臓病」が始まっている可能性が大である。

「高血圧性腎臓病」は、他に、

（1）易疲労《いひろう》（疲れやすい）。

（2）足がむくむ。

（3）尿に泡（大きい）が多く出現する。

（4）血圧がさらに上昇し、降圧剤を増やしてもなかなか下がらない。

などの症状が出る。

ワースト5　高血圧性網膜症

眼の瞳孔《どうこう》（ひとみ）から入った光は、水晶体（レンズ）、硝子体《しょうしたい》を通って、眼底の網膜に達する。

網膜の中心部には、色を感知する錐体《すいたい》（視細胞の一種）が集まっていて、ここを黄《おう》斑《はん》という。黄斑は、文字を読んだり、色の違いを見分けるために、もっとも大切な働きをしている。

長期に高血圧が続くと、網膜に出血や浮腫《ふしゅ》（むくみ）が起こってくる。網膜での大量の出血や黄斑部《おうはんぶ》での出血は、失明に至ることもある。

終章

石原式で血圧が下がった！
患者さんの喜びの声とDr.石原の個別アドバイス

この章では、手紙やＦＡＸで筆者に届けられた、自然療法で血圧が下がった人のお便りを紹介する。続けて、私から患者さんへのアドバイスを紹介しよう。

クスリに疑問を感じていた薬剤師だったが、ニンジン・リンゴジュースでクスリ不要に

（Ｉさん／女性）

主人は医師で私は薬剤師です。私は調剤薬局に週３日ほど勤務しておりますが、日々服薬指導しながら、いろいろ矛盾を感じます。

血圧、糖尿病、アトピーの薬、抗ガン剤など、どのクスリも症状を抑えるだけで、原因が治るわけではないため、量がどんどん増えてしまう現状。

また、そのクスリを本当に自分のためだと信じて一生懸命服薬されている患者さん。

そんなとき、石原先生の著書に出会い、今まで悩んでいたことの解答を得たような気がし、さっそく主人と私と私の母と３人、ニンジン・リンゴジュースを飲む人体実験を開始しました。

血圧の高かった母と主人は3か月で正常値となり、降圧薬は今では服用しておりません。

本当にありがとうございました。これからは周囲の人にニンジン・リンゴジュースを広めていきたいと考えております。

また、近いうちにサナトリウムにお世話になるかと思いますが、そのときもよろしくお願いいたします。

【Dr.石原より】

当方が経営する保養所（ヒポクラティック・サナトリウム）には、最近、たくさんのお医者さんが来られます。

お医者さんや薬剤師さん、看護師さんなど、医療関係者の方々が、ニンジン・リンゴジュースやショウガ紅茶などの「自然療法」を体験され、患者さんたちにも伝えてくださり、健康増進に寄与していただくという輪が広がれば、医療費の高騰を抑える一助になるものと確信しています。

手作りジュースと市販のジュースでは、どちらが効き目が上？（Tさん／男性）

小生は、貴クリニックにお礼にまいりたいのですが、小生の女房が、いろいろ具合が悪いので、先生の指導を伺いたくて……。

小生、84歳になりまして、いろいろ年金をいただいて、どうやって人生を生きていこうと考えているとき、石原結實先生の『「食べない」健康法』（ＰＨＰ文庫）を読みました。

感激して、小生は血圧が高く悩んでいましたが、著書のとおりに、この１年来毎朝ニンジン・リンゴ・ショウガのジュースを作り服用しましたところ、血圧が１５０～１６０／95～90であったのが、１２０～１３０／70～80に下がり、体調も良く感謝しています。

ただ、ジューサーを使うと後の掃除が多少めんどうなので、市販のキャロットジュースの服用に代えた場合、効果は変わりますでしょうか？

【Dr.石原より】

『「食べない」健康法』の食事療法は、3章でも述べましたが、

朝　ニンジン・リンゴジュースまたはショウガ紅茶

昼　とろろそば

夜　アルコールを含めて何でも可

という「石原式基本食」です。

さて、市販のジュースと、ご自分でジューサーで作るジュースとの比較（効き目）ですが、やはり、新鮮なニンジンとリンゴの生きた生命をいただくといううえでは後者に断然軍配があがるし、健康効果もずっと高いと考えます。ぜひ、ご自分で作ることをおすすめします。

ただし、外出や旅行をされるときは、カゴメなどのカン（ビン）ジュースでもいいでしょう。

抗うつ剤より、ニンジン・リンゴジュース、運動で治った！（Wさん／女性）

先日はクリニックでの診察、誠にありがとうございました。抗ガン剤1クールが終了しました。入院中は本当にきつく、4日ほど何も食べられない日が続きましたが、自宅へ戻ってからは朝のニンジン・リンゴジュース、ショウガ紅茶、玄米へ戻し、また毎日のウォーキングをがんばって続けたところすぐに体力が復活しました。漢方も毎日飲みました。

ショウガ紅茶のおかげで気持ちも前向きです。もうすぐ2クール目が始まります。病院で抗うつ剤や吐き気止め、便秘薬とどっさり出されるクスリはいっさい飲んでいません。ニンジン・リンゴジュース、ショウガ紅茶、毎日の運動のほうがどれだけ体にとってクスリになるかを改めて体感しました。次々と出されるクスリは恐ろしいです。

今日は石原先生にお礼をお伝えしたくFAX致しました。

母の高血圧もおかげさまですっかり治りました。何をしても下がらず、薬を飲んでも上が180〜190は常にありましたが、ニンジン・リンゴジュース、ショウガ紅茶をはじめて8日目頃から110〜120になり、今も安定しています。体重も健康的に5キロほど落ちました。

母も驚いています。先生の本をたくさん読み実践したおかげです。ありがとうございます。またクリニックへ行ける日を楽しみに、治療がんばります。

（Sさん／男性）

スポーツジムでみるみる血圧が下がった！

これまで、年2回の職場の健康診断で「血圧が高め」と指摘されていた170センチ、75キロ、35歳の電車の運転手です。軽度肥満と言われています。

昨年、秋の健康診断で150／96mmHgの高血圧を指摘され、社医から、「何か運動を始めて4〜5キロ減量し、血圧を下げるように」との指導を受けました。

都心のマンションに住んでいるため、運動する場所がなくて、近くのスポーツ・ジムに入会。ベンチ・プレスやスクワットなどの筋肉トレーニングを、軽めのダンベル、バーベルを使って週2〜3回からはじめました。

すると、気分はよいし、アルコールや食事もおいしく、1か月で1・5キロの減量に成功。社医に報告すると、「ウエイト・トレーニングなど息を止めて力んでやるのは無酸素運動なので、高血圧にはよくない……」と言われましたが、やっていて気分がよいし、なんと言っても若いときのような筋肉質の体に変化していったので、週2~3回の筋トレを続けました。

6か月後の今年3月の健康診断では、体重は71キロと減少、血圧も138／86㎜Hgと正常化しました。

【Dr.石原より】

ウエイト・リフティングやパワー・リフティングなどの競技で、重さを競い合うために行う精一杯の力を出してやるウエイト・トレーニングは、交感神経の緊張を強い、しかも無酸素運動なので、血圧の上昇が懸念されます。

しかし、競技とは別に気楽にやるウエイト・トレーニングは、54~57ページで述べた理由により、血圧は下がってきます。

ロンドンの2階建てバスで働く運転手と車掌では、高血圧、脳卒中、心筋梗塞の罹患率が運転手のほうが格段に高いことは50年も前から指摘されていました。

また、日本の鉄道員の間でも、右記の疾患のリスクが車掌より運転手が高く、一番低いのは線路沿いを毎日歩いて仕事する「保線工」の人たちであることもわかっています。

つまり、2階建ての車掌は1階と2階を常に歩いて昇降しているし、保線工の人たちも、1日中歩いており、筋肉運動の恩恵にあずかっているからです。

よって、この運転手さんのように踏切りが多い都会の線路を時速100キロ前後のスピードで走らせる運転をするストレス、当然座ったままの運動不足からきた血圧上昇に、ジムでのウエイト・トレーニングは、最適の運動になるわけです。

体が冷えきっていたのが温まり、排尿回数が増えた！

（Eさん／160センチ・55キロの白人女性／55歳）

私は20代までは体重55キロ、血圧も100／60㎜Hgと低めでした。40歳を過ぎる頃より、体重増加とともに血圧が少しずつ上昇し、ここ半年くらい忙しい日が続き、そのストレス解消に飲食物を多く摂ったことから、体重が人生最高の65キロになりました。ある朝、頭痛としつこい肩こりが出現したので、自宅の血圧計で血圧を計ったら、190／110㎜Hgとびっくりするほどの高血圧でした。

先生のクリニックを受診して、問診、触診、聴診を丁寧に行ってもらいました。先生によると、お腹が氷のように冷たく、脇の下の体温も35・5℃と低かったです。やはり血圧は185／105㎜Hgと高いまま。先生からは、「水太りで下半身太り」と指摘されました。水、お茶、コーヒーなど水分が大好きなのに、1日の排尿回数が4～5回は少ないと言われました（註・7～8回が正常）。

【Dr.石原より】

この女性の体重増加と血圧上昇は、水分のなせる業《わざ》です。体重の60％が水分なのだから、水分摂取が多く、排尿が少なかったら体内にたまる水分はそのまま体重になります。

また、血液中の水分過剰は、血液の全体量を増やし、増えた血液を全身に送るため心臓は強い力を入れる。それが高血圧です。

本人は「服薬はしたくない……」とおっしゃいましたが、１８５／１０５㎜Hgを放っておくわけにはいきません。

フルトリア（降圧利尿剤）を朝１回服用するようにと処方し、朝食代わりにニンジン・リンゴジュースをコップ１～２杯と、ショウガ紅茶１杯を飲むように指示。そして、ハラマキを１日中常時着用するように話しました。

すると、１日10回前後も大量の尿が出るようになり、お腹も温まり、血圧も１３０／80㎜Hgと低下したので、利尿剤の服用は２週間で打ち切りました。その後はニンジン・リンゴジュース、ショウガ紅茶、それにハラマキの常時着用で、正常血圧を維持しています。

しかも「ハラマキのおかげか、イライラがとれ、とても気分が安定してきた」とのこと。

■ハラマキで血圧が下がる

「腹が立つ」「腹黒い」「腹の探り合い」「腹を固める」「腹が座っている」「太っ腹」「腹に一物」等々、日本語の「腹」＝「心」であることがわかる。

最近、このことが医学的にも証明されつつある。

脳の視床下部《ししょうかぶ》に存在する「ソマトスタチン」（ホルモン）が消化管上皮《しょうかかんじょうひ》やすい臓のD細胞でも発見されたことがきっかけで、十二指腸粘膜細胞《じゅうにしちょうねんまくさいぼう》から放出される消化管ホルモンである「コレシストキニン」「ガストリン」「インスリン」「グルカゴン」が、脳のニューロンにも存在することがわかり、これらは総称して「腸脳ペプチド」と呼ばれるようになった。

つまり、**「腸」と「脳」とは「一心同体」**なのだ。しかも、免疫細胞のリンパ球（白血球の一種）の約70％が腸内に存在していて、ある面、腸は免役力の中核でもある。

お腹の中には胃腸の他にも、肝臓、すい臓、胆嚢《たんのう》、脾臓《ひぞう》、腎臓、副腎などの重要器官がぎっしりと詰まって存在している。

よって、ハラマキでお腹を温めると、こうした臓器の働きが活性化して、代謝が上がり、体温が上がる。

その結果、血管も拡張し、気分もよくなり（副交感神経の働きの活発化）、血圧が下がってくるのである。

ハラマキの常時着用で「血圧が下がった」「血糖が下がった」「慢性心不全が改善した」「肩こりや頭痛がよくなった」「母乳の出がよくなった」「風邪を引かなくなった」等々とおっしゃる人は少なくない。「人生が変わった」という人もいらっしゃったが、どう変わったのか、詳しくは聞きそびれてしまったが……。

腎臓からくる高血圧。朝だけ断食をはじめたが……　（Yさん／女性／60代）

私は腎臓が弱く、腎臓からくる高血圧で、毎日次のようなクスリを飲んでおります。
早朝　アーチスト錠10mg　1錠
朝食後　バファリン、ブロプレス錠　各1錠
2か月に一度の診察で、血液・尿検査、栄養指導を受けています。他に病気はありません。
栄養指導では高カロリー、低タンパクの食事を指導されています。元来食が細く、肉は嫌いで、魚少々、野菜中心の1300キロカロリーが精一杯でしたが、油ものを多く、塩分は6グラムに制限、タンパク質を30グラムも摂り、1800キロカロリーにしなさいと言われたため、塩分は極力制限し、油ものを努めて摂るように心がけていました。
ところが、最近になってクレアチニン、カリウム、コレステロールの数値が上がってきて、コレステロールとカリウムのクスリまで飲まなければならなくなりました。

「こんなにたくさんのクスリを飲むのはいやだなあ」と思っておりましたところ、石原先生のご本に出会い、さっそく「朝だけ断食」の生活をはじめました。

朝　ショウガ紅茶1杯、ニンジン・リンゴジュース200cc

昼　そば粉を使った手打ちザルそばかトロロそば、またはスパゲティー

夕　タコかイカのさしみ少々、ごはん100グラム、納豆かしらす大根おろし（1日おき交互に）、味噌汁（わかめと豆腐）、梅干し1個、ビール500㎖

小腹がすけば、チョコレートか黒飴。他のものはいっさい食べません。

これが私の毎日の食事です。体調は悪くはなく、排尿も排便も順調で、むしろ回数も多いです。

ですから、楽しんで「朝だけ断食」をやっていました。

ところが、次の診察のために血圧測定をしましたところ、なんと、

朝　上140～150㎜Hg、下90～100㎜Hg

夕　上150～160㎜Hg、下100～110㎜Hg

と上がってしまいました。

なぜ、血圧が上がって下がらないのでしょうか。

また、これからもこの食生活を続けてよいのでしょうか。

石原先生の所見をぜひお伺いしたく存じます。よろしくお願いします。


【Dr.石原より】


人間の体は、血液の循環が悪いところに病気が起きやすく、逆に血液の循環をよくしてあげると、病気は治りやすくなります。

なぜなら血液が、栄養、酸素、水、白血球などをたずさえて全身を巡り、60兆個の細胞を養っているからです。

腎機能が落ちると、腎臓は自分自身を治すために血液をたくさん腎臓に送ってもらう必要があります。

そこで、腎臓はレニンというホルモンを分泌して血圧を上げます。血圧が上がると、腎臓にも血液がたくさん送られますから。

しかし、西洋医学では高血圧そのものを悪い現象と見て、必死に下げようとします。

ですが、死んだら血圧は「ゼロ」になるし、低血圧の人はふつう元気がないのですから、血圧はある面「生きる」力なのです。

大阪大学医学部ご出身の浜六郎医学博士は、『高血圧は薬で下げるな！』（角川ｏｎｅテーマ21）という本を書かれ、上１８０mmHg、下１１０mmHgまでは、薬の服用は必要なし！　と何万例のデータから結論を出されています（私はそこまで言う自信はありませんが……）。

Ｙさんの今の１４０～１６０mmHg／90～１１０mmHgは、腎臓が一所懸命血液を要求している姿だと思われます。

カリウムも60兆個の細胞内に存在していますが、少なくなると細胞の力が落ちます。むしろ、腎不全の方など、カリウムが少々高めのほうが調子がよい、とおっしゃる方も少なくありません。

西洋医学・栄養学は分析学の一面があり、計算でつじつまを合わせようとします。

しかし私は、実際にご自分が食事なり運動なりやってみて、「調子がよい！」という方法を続けるのが一番よい、と思っています。

私は、Ｙさんが今やっておられる食事療法は間違っているとは思いませんし、むしろよいと思っています。体調がよかったら、続けてみるとよいでしょう。

なお、**腎血流をよくするため、ぜひ、１日中、１年中、ハラマキをすることをおすすめします。**

また、時間があるときは、足をお湯につける足浴を1日1～2回されるといいでしょう。

■「石原式基本食」で数値が劇的に下がった！

Ｙさんからは、その後、返信があった。

先日はお手紙をありがとうございました。このたび検査がありまして、その結果がよかったのでお礼を申し上げたく思い、ペンをとりました。

今回の数値は、以下でした。

総コレステロール　２５４㎎／㎗→１８７㎎／㎗

ＨＤＬ（善玉コレステロール）60mg／dl
ＬＤＬ（悪玉コレステロール）１５３mg／dl↓１０９mg／dl
クレアチニン　２・17mg／dl↓１・94mg／dl
尿酸　10・９mg↓８・９mg
尿素窒素　42mg／dl↓26mg／dl
カリウムは５・５Ｅｑ／ℓで変わらず
血圧は１５０／97mmHgを前後
病院からは血圧、コレステロール、カリウムのクスリをいただいておりますが、血圧の薬しか飲んでおりません。
ショウガ紅茶、ニンジン・リンゴジュースの「石原式基本食」を続けてきてよかったと思っています。ハラマキも毎日欠かさずつけております。
これからもこの食事は続けていこうと思っておりますが、カリウム、クレアチニンの数値は改善されていく見込みはあるのでしょうか。

【Dr.石原より】

西洋医学のクスリでは難しい、奇跡的な改善数値でしょう。種々の数値がとても改善されており、びっくりしました。とくに、腎機能の指標となるクレアチニン、尿素窒素を改善する西洋医学のクスリはほとんどなく、奇跡的とも言えます。コレステロールやＬＤＬを下げる西洋薬はありますが、肝機能障害、筋肉融解症などの副作用が現れることがあり心配が残ります。

これだけ改善されたのだから、このままの生活療法を根気よく続けることが一番でしょう。なお、カリウムについては、あまり気にする必要はありません。

ちなみに、彼女からは約半年後に再度お便りをいただいたが、クレアチニン、カリウムの値はほぼ同じで、血圧は１４０／90㎜Hg未満で良好に推移しているそうで、「体調良好！」とのことだった。

心不全、糖尿病、高脂血症が治って、体重も18キロ減！（Fさん／男性／46歳）

私は46歳ですが、１６３センチで90キロという肥満が30代半ばより続いていて、会社の健康診断では、いつも「減量しないと、種々の生活習慣病にかかるので危険だ」と注意を受けていました。

しかし、生来、運動は嫌いで、アルコールは大好き、肉、卵、ハムなどは毎日食べる……という生活を続けていたところ、40歳になった年のある日、就寝中、突然、胸痛がして、息苦しくなり、呼吸困難となって救急車で病院に運ばれました。

翌日から検査が始まったのですが、その結果、

①心不全により胸水が貯留している、その原因は拡張型心筋症《かくちょうがたしんきんしょう》である。
②空腹時血糖（正常値＝１１０mg／dℓ未満）が２７０mg／dℓと、高度の糖尿病。
③血圧（正常値＝上１４０mmHg、下90mmHg以下）が１８０／１１０mmHgと高血圧。
④中性脂肪（正常値＝１５０mg／dℓ未満）が４７０mg／dℓ。

という診断が下り、２か月の入院を余儀なくされました。

退院後も、利尿剤を2種類と降圧剤2種類を服用し、一応、高血圧と心不全のコントロールはできていたのですが、糖尿病と高脂血症はまったく改善しませんでした。

そんなとき、石原先生のクリニックを受診して、朝はニンジン・リンゴジュース1〜2杯＋ショウガ紅茶1〜2杯。昼はトロロそば（註・ヤマイモは抗血糖作用がある）、夕食は和食を中心にアルコールを含めて何でも可、という「石原式基本食」をすすめられました。

すると、4か月後には、体重が18キロ減って72キロに、中性脂肪は400㎎／dℓが、138㎎／dℓに、空腹時血糖260㎎／dℓが、126㎎／dℓにと見事に改善。血圧も140／90㎜Hgと正常になり、心臓の働きを表すBNPの値も低下し、心不全も改善されました。

おわりに

これまで述べてきた高血圧（脳梗塞《こうそく》、心筋梗塞）の予防、改善法、血管内皮細胞《けっかんないひさいぼう》の働きなども考慮して、最後に高血圧（同）の生活療法について、少しくどいが、最後のまとめをしてみる。

【血圧を下げるためのまとめ】

（1）肉、卵、牛乳、バター、マヨネーズに代表される高脂肪の食物摂取は少なめにし、ＥＰＡやタウリンなど、抗脂血・抗血栓作用を有する成分を多く含む魚や魚介類（イカ、タコ、エビ、カニ、貝類）、海藻類をしっかり食べる。

（2）海藻、豆類、コンニャク、タケノコ、根菜類、イモ類など、食物繊維の多い食べ物を積極的に食べる。

食物繊維が、腸内でだぶついているコレステロール、脂肪、糖、塩分などの余剰物や発ガン物質の血液への吸収を妨げ、大便とともに捨ててくれる。

（3）ニラ、ニンニク、ネギ、玉ネギ、ラッキョウなどのユリ科、アリウム属の野菜を多く食べる。
含有成分の硫化《りゅうか》アリルが、血管を拡張し、血栓を防いでくれる。
（4）ニンジン2本、リンゴ1個で作るニンジン・リンゴジュースの愛飲はぜひおすすめしたいが、それに、血栓を溶かす作用のある「ピラジン」を含むセロリを50～100グラム加えるとさらによい。
（5）すりおろしショウガ（または粉末ショウガ）を味噌汁、納豆、豆腐、煮物、うどん、そば、醤油に「旨い」と思う量入れて食べる「ショウガ三昧」の生活をおすすめする。
また、すりおろしショウガ（粉末ショウガ）を熱い紅茶にハチミツ（または黒糖）とともに「旨い！」と思う量入れて作るショウガ紅茶を、1日3杯をめどに飲むとよい。
（6）適酒は、血管内皮細胞から、血栓溶解酵素《けっせんようかいこうそ》の「ウロキナーゼ」の分泌をうながすので、アルコール好きの人にはおすすめである。

（7）「1日1万2500歩以上歩く人は、狭心症、心筋梗塞《こうそく》にはかからない」という研究もある。運動をすると、動脈硬化《どうみゃくこうか》を防ぐ善玉（HDL）コレステロール、降圧物質の「タウリン」「プロスタグランディン」「血栓溶解酵素」の産生がうながされる。
（8）入浴、サウナ、カラオケ、テニス、ハイキング、音楽や絵画の鑑賞など、やってみて気分のよいことを励行して、ストレスを発散する。

参考図書

『一日一食』（石原結實／ビジネス社）

高血圧の9割は「食べ物」と「運動」だけで下がる

二〇一八年二月一五日　第一版　第一刷

著　者……石原結實
発行者……後藤高志
発行所……株式会社　廣済堂出版
〒一〇一－〇〇五二　東京都千代田区神田小川町
二－三－一三　M&Cビル7F
電　話　〇三－六七〇三－〇九六四（編集）
〇三－六七〇三－〇九六二（販売）
FAX　〇三－六七〇三－〇九六三（販売）
振　替　〇〇一八〇－〇－一六四一三七
URL　http://www.kosaido-pub.co.jp
装　丁……盛川和洋
印刷所
製本所……株式会社　廣済堂

ISBN978-4-331-52146-5

定価はカバーに表示してあります。
落丁・乱丁本はお取替えいたします。